Je viens d'accoucher

Évelyne Cosquer-Fery

Je viens d'accoucher

• MARABOUT •

Sommaire

Introduction

Les jours qui suivent la naissance d'un enfant sont le plus souvent des moments de bonheur, mais ils peuvent être troublés par des interrogations, des doutes et un mal-être physique et psychique. La fatigue, les fluctuations hormonales, les douleurs locales deviennent alors difficilement supportables.

À notre époque, les risques médicaux graves du post-partum sont très rares, ce qui génère un certain désintérêt pour cette période. En outre, le temps d'hospitalisation s'est considérablement raccourci : de dix jours il y a vingt ans, il est passé à trois jours après un accouchement normal et à cinq jours après une césarienne dans certaines maternités hospitalières.
De retour à la maison, la plupart des accouchées confrontées pour la première fois à ce nouveau rôle de mère ressentent un certain stress face à un bébé très demandeur, en raison notamment de l'isolement familial et du manque de transmission entre les générations.

Dans les pratiques actuelles, de plus en plus rares sont les femmes ne présentant aucune contre-indication à l'allaitement au sein qui choisissent de donner le biberon. La pression médicale et sociale joue un rôle important dans ce choix. À la naissance, la mise en route de l'allaitement maternel est devenu la règle, même si ce mode d'alimentation ne sera pas poursuivi très longtemps ou s'il sera associé à la prise de biberons de complément. Sans une motivation profonde, l'abandon est fréquent dès l'apparition des premières complications, faute d'un accompagnement efficace et d'une préparation en amont. Dans les maternités, trop souvent encore, les mères sont encouragées à allaiter leur nouveau-né sans qu'une information médicale suffisante et un soutien moral leur soient proposés. Depuis la généralisation de la péridurale, le bouleversement de l'accouchement est souvent sous-estimé. Le mal-être physique et parfois psychique dont l'existence est scientifiquement avérée est en contradiction avec le mythe actuel de la super-*woman*. L'amélioration de cette situation viendra de l'augmentation des effectifs de sages-femmes libérales et d'une meilleure information des femmes à leur sortie de maternité. Les sages-femmes sont en effet les conseillères privilégiées pour cette période : elles surveillent médicalement la mère et l'enfant et accompagnent ce temps d'adaptation si important pour l'avenir du couple et de la famille. Le père, lui aussi, vit quelques perturbations : il prend conscience d'une certaine difficulté à trouver sa place. Après avoir participé à la préparation à la naissance et s'être même senti utile en salle d'accouchement, il peut se croire relégué au rôle de témoin lorsque mère et bébé sont de retour à la maison. Pourtant, se reconnaître « père », c'est accorder son soutien à la mère et permettre à son enfant d'être confiant en enrichissant son environnement affectif et en l'aidant à se différencier de sa mère.

Les deux premières heures après la naissance

Après tous ces mois à l'attendre et tous ces efforts pour le faire naître, votre enfant est là, sur votre ventre, sa peau contre votre peau. Des émotions intenses vous submergent…

Le père est rapidement invité à s'investir dans son nouveau rôle grâce à l'accompagnement des premiers soins, au premier bain… Après la magie de la rencontre, le trio père/mère/enfant se crée naturellement et sans délai.

Si, dans le passé, la souffrance due à une épisiotomie, voire à une césarienne, n'était pas toujours prise en compte à sa juste intensité, aujourd'hui la prise en charge de la douleur post-partum et post-opératoire est devenue une priorité.

En salle d'accouchement

La sage-femme vous présente votre bébé, instinctivement vos bras se tendent pour l'accueillir. Peau contre peau, vous sentez son poids et sa chaleur. Après tous ces jours à l'imaginer, à le rêver, il est là. Vous pouvez le toucher, le regarder, le humer...

« Quand on m'a déposé mon fils sur le ventre, enveloppé dans un drap, je n'ai pas ressenti tout de suite le choc émotionnel attendu. Mon bébé avait l'air épuisé et je lui ai trouvé un crâne un peu pointu. Mais je me suis souvenue que le crâne d'un bébé est souple et qu'avec le temps tout s'arrange. J'ai alors pu goûter la chaleur étonnante de son petit corps et partager avec lui la paix que je ressentais. J'étais confiante et heureuse d'avoir bien fait mon travail, c'est-à-dire d'avoir fait de mon mieux pour que naître lui soit le moins pénible possible. »
Cécile, maman d'Antoine, 16 mois

La rencontre avec votre bébé

Posé sur votre ventre, réchauffé par vous, il doit tout de même être couvert – même au niveau de la tête – pour ne pas subir de déperdition de chaleur corporelle. Ce peau à peau le rassure, il reconnaît votre odeur et peut-être même entend-il les battements de votre cœur. La sage-femme coupe le cordon lorsque celui-ci a cessé de battre, elle remonte votre enfant plus près de votre visage, vous pouvez l'embrasser, lui chuchoter des mots tendres... Le personnel médical se met en retrait pour vous laisser, vous, parents, accueillir ce nouveau-né dans une intimité indispensable pour que s'instaurent entre vous des liens d'amour. Profitez au maximum de cet instant.

Sa thermorégulation n'est pas encore fonctionnelle. Votre bébé est tout humide, la sage-femme l'essuie soigneusement dans des linges. À cet instant, sa peau peut être lilas, voire blanchâtre, parce qu'elle est protégée par du *vernix caseosa*, sorte de crème formée de sécrétions sébacées et de cellules cutanées desquamées.

Votre nouveau-né s'adapte à la vie aérienne

Votre enfant pousse son premier cri. Au contact de l'air, ses alvéoles pulmonaires se sont déplissées. Vous pouvez sentir ses premiers mouvements respiratoires sur votre ventre. Ce temps d'adaptation à la respiration pulmonaire dans des conditions idéales doit être le plus long possible si votre bébé réagit normalement, c'est-à-dire si sa note d'Apgar est maximale (10 sur 10). Après le déplissement de ses alvéoles pulmonaires, le liquide intrapulmonaire se résorbe. Par son rôle tensio-actif, le surfactant (*voir encadré page ci-contre*) modifie l'élasticité des parois alvéolaires : en les empêchant de se rétracter, il permet de maintenir en permanence un petit volume d'air résiduel indispensable pour respirer sans effort.

Des changements surviennent également au niveau du système cardio-vasculaire du bébé. Pendant sa vie intra-utérine, des communications existaient entre les deux oreillettes de son cœur ainsi qu'entre son aorte et son artère pulmonaire. Au moment de la disparition de la circulation ombilicale et de l'ouverture du système respiratoire pulmonaire, ces communications primitives se referment.

À SAVOIR

Le premier cri, certains le poussent à peine sortis, d'autres prennent leur temps sans que ce signe soit inquiétant.

Qu'est-ce que la note d'Apgar ?

s'agit d'un score établi après évaluation de chacune des fonctions vitaes du nouveau-né à la 1re minute de sa vie, puis à la 3e et à la 5e en cas e problème. En donnant de 0 à 2 points pour chaque fonction, la note ur 10 ainsi obtenue permet immédiatement de juger ses capacités 'adaptation à la vie extra-utérine ainsi que son état neurologique.

Sa note d'Apgar est 10 sur 10

'ous pouvez le garder sur votre ventre plus longtemps, les petits soins euvent attendre. Votre enfant est apte à sa nouvelle vie.

Lorsque la note d'Apgar n'est pas maximale

n dessous de 7 de score d'Apgar, le nouveau-né a quelques difficultés à adapter, il convient d'entreprendre une réanimation pour l'aider. Ne vous nquiétez pas, la situation n'est pas forcément grave. Par leur formation, les ages-femmes sont entraînées à cet exercice, elles sont compétentes pour éaliser les premiers gestes indispensables. En milieu hospitalier, le pédiare n'est jamais très loin, il peut, si c'est nécessaire, prendre le relais.

Heureusement, dans le cas le plus fréquent, l'Apgar devient satisfaisant après uelques gestes techniques, généralement au bout de 3 à 5 minutes.

adaptation à la vie aérienne est parfois plus difficile pour un prématuré, pour un bébé ayant présenté des signes de souffrance fœtale pendant le travail ou pour un bébé né par césarienne.

En quoi consistent les gestes de réanimation du nouveau-né ?

s tendent à rétablir au plus vite les grandes fonctions vitales, c'est-à-dire :
- une fréquence cardiaque normale,
- des mouvements respiratoires spontanés,
- une bonne oxygénation de toutes les cellules de l'organisme.

CONSEILS

- Le temps de rencontre parents-bébé est souvent encore trop court alors que l'accueil prolongé sur le ventre maternel est de plus en plus pratiqué.
- Certaines maternités ont institué la première heure en incubateur pour que le bébé se repose et qu'il ne soit pas manipulé immédiatement. Dans tous les cas, lorsque votre enfant réagit normalement dès sa 2e heure, il doit être dans vos bras et vous devez pouvoir le mettre au sein précocement si vous voulez donner un bon départ à votre allaitement.

LE SURFACTANT

Il s'agit d'une sécrétion pulmonaire dont le rôle dans la fonction respiratoire est capital. Sa production est très faible avant la 34e semaine de gestation, elle ne devient suffisante que vers la 37e semaine. Sa présence en quantité fonctionnelle dans les poumons des nouveau-nés atteste de la maturité pulmonaire, souvent problématique chez les grands prématurés.

TABLEAU D'APGAR

NOTES	0	1	2
Les battements cardiaques	< 80 battements par minute	de 80 à 100 battements par minute	> 100 battements par minute
Les mouvements respiratoires	absents	faibles	efficaces
Le tonus musculaire	hypotonie	léger tonus	normal
La réactivité à la stimulation	pas de réponse	grimace	normale
La coloration	pâleur	rose avec extrémités bleues	rose

CONSEILS

Lorsque l'accouchement s'est déroulé normalement, ne soyez pas inquiète si votre bébé posé sur votre ventre ne crie pas immédiatement. Tant que le cordon n'est pas sectionné, il ne manque pas d'oxygène. Si sa couleur est bleuâtre, pas de panique non plus. Dès la première respiration, sa peau devient rose. Ne pas couper le cordon aussitôt après la naissance revient à créer un état transitoire bénéfique pour l'enfant. Ainsi, le relais entre les deux systèmes d'oxygénation placentaire et pulmonaire s'effectue en douceur.

SAVOIR

Massage cardiaque, ventilation artificielle des poumons et correction des troubles métaboliques par injections à l'aide d'un cathéter posé dans la veine ombilicale ne sont utilisés que dans les cas les plus graves. Il s'agit d'une situation exceptionnelle.

LES SIGNES ALARMANTS

Si vous ressentez les symptômes suivants, appelez immédiatement votre sage-femme :

- vertiges avec sensation de besoin d'air,
- froid au nez et aux extrémités,
- impression désagréable d'être au bord d'une syncope.

Il est alors nécessaire :
• d'installer le bébé sur une table chauffante ;
• de positionner sa tête de manière à faciliter une ventilation de ses pou mons spontanée ou manuelle au masque;
• de désobstruer ses voies aériennes à l'aide d'une petite sonde relié à un appareil aspirateur.

Dans la plupart des cas, ces gestes suffisent à améliorer l'état généra de l'enfant de manière franche et rapide et ils n'entraînent aucun séquelle. Cependant, dans tous les cas, le nouveau-né réanimé bénéfi cie d'une surveillance rigoureuse pendant les premières vingt-quatre heu res qui suivent sa naissance. Le transfert en unité de néonatalogie s'im pose pour ceux dont l'état reste préoccupant, mais aussi lorsque l maternité ne possède pas de service spécialisé.

Pourquoi devez-vous rester deux heures en salle d'accouchement ?

Pendant ce laps de temps, la sage-femme va surveiller l'hémostase de votr utérus et votre état général. Elle prend votre tension artérielle et votr pouls. Plusieurs fois, à intervalles réguliers, elle vient « exprimer » votr ventre, c'est-à-dire exercer une pression sur votre abdomen pour vou faire expulser des fragments du caillot séparateur qui a décollé le placenta

L'examen minutieux du placenta

La sage-femme vérifie les membranes puis les deux faces du placent – surtout la face maternelle formée de cotyledons qui constituent le pièces d'une sorte de puzzle dont il ne doit manquer aucun morceau La moindre parcelle restant accrochée à la paroi utérine pourrait êtr la cause d'une complication hémorragique. Cet examen se termin par la pesée : le poids d'un placenta normal se situe entre 500 et 700 g Un écoulement sanguin est normal après un accouchement. S'il devien important et ininterrompu, l'hémorragie est déclarée. Il faut alors pro céder à une « **révision utérine** » pour aller rechercher manuellemen le résidu placentaire responsable de la complication. Cette manœuvr se fait sous anesthésie et elle est suivie d'un traitement hémostatiqu médicamenteux injectable.

Dans certains cas, heureusement peu fréquents, une inertie utérin peut entraver la rétraction musculaire indispensable à un décollemen physiologique du placenta. Une intervention manuelle est alors néces saire : il s'agit là d'une « **délivrance artificielle** ».

L'épisiotomie

Cette incision chirurgicale des muscles du périnée – qui est quasi obl gatoire lors de l'emploi de forceps – peut être pratiquée juste avant l sortie de l'enfant. Si des indications précises et limitées en font un acte parfois utile pour une première naissance, il aura beaucoup moins de raison d'être pratiqué dès le deuxième accouchement. Le poids du bébé reste le paramètre le plus important pour éviter l'épisiotomie. Un bébé trop gros entraîne une augmentation des complications au moment de l'expulsion et peut donc nécessiter une épisiotomie.

Actuellement, cette pratique fait l'objet d'une remise en question salutaire. Il faut définitivement renoncer à l'épisiotomie systématique telle qu'elle fut pratiquée pendant longtemps dans de trop nombreuses maternités. De plus, ses avantages n'ayant pas été réellement démontrés, il est important de prendre en compte ses inconvénients qui ne font pas de ce geste un acte bénin. Une étude a permis de reconnaître qu'il n'y avait pas plus d'incontinence urinaire post-accouchement après un accouchement par voie basse qu'après une césarienne.

Pour l'OMS (Organisation mondiale de la santé), le taux d'épisiotomies ne doit pas dépasser 20 % des accouchements. En France, en 1998, il était de 71,3 % pour une première naissance et de 36,2 % pour une deuxième. Aujourd'hui, ce taux est proche de 50 % avec une variation de 20 à 90 % selon l'établissement !

Si l'épisiotomie n'a pu être évitée, pour une prochaine naissance :
• Sachez qu'une autopréparation périnéale – entraînement musculaire et massage cutané avec une crème homéopathique – est une prévention efficace de l'épisiotomie.
• Avant de vous inscrire dans une maternité, mieux vaut vous renseigner sur le taux d'épisiotomies pratiquées dans l'établissement.
• Cet acte chirurgical ne peut plus être effectué sans votre consentement « éclairé » depuis la loi Kouchner du 4 mars 2002.
• Le site de l'AFAR (www.fraternet.org/afar/) vous informe des dernières publications scientifiques sur l'épisiotomie.

La réfection d'une épisiotomie

Si vous n'êtes pas sous péridurale, les sutures de l'épisiotomie s'effectuent après quelques injections d'anesthésique local. La réfection se fait en trois temps : la muqueuse vaginale puis les muscles périnéaux sont recousus à l'aide de fils résorbables. Les bords cutanés sont réunis le plus souvent par des fils non résorbables retirables au cinquième jour après l'accouchement (ce geste vous apportera immédiatement un soulagement).

Les fils résorbables peuvent être également utilisés sur la peau. S'ils ne demandent aucune intervention pour être retirés, le temps qu'ils mettent pour lâcher est très variable et, en attendant, vous risquez de ressentir des tiraillements désagréables.

À SAVOIR

Avant votre sortie de la salle de naissance, il vous sera administré systématiquement un traitement analgésique que vous suivrez au moins pendant trois jours. Grâce à ces antalgiques, vos gestes quotidiens seront beaucoup moins inconfortables.

CONSEILS

• Si un certain ressenti peut être nécessaire, même sous péridurale, au moment de l'expulsion de votre bébé, après l'accouchement n'acceptez pas de souffrir. Pour toute complication, vous devez être anesthésiée et en particulier pour la réfection de l'épisiotomie. Si vous êtes sous péridurale et que son effet commence à se dissiper, osez vous plaindre, demandez à l'anesthésiste une réinjection plus forte du produit, faites de même en cas d'anesthésie locale dont l'effet est insuffisant.

• Immédiatement après l'accouchement, profitez de l'efficacité des antalgiques sans arrière-pensée même si vous désirez allaiter : l'innocuité de ces médicaments sur le bébé nourri au sein a été démontrée.

Être père juste après la naissance

Que vous ayez fait le choix d'être totalement présent ou de vous isoler quelques minutes dans le couloir le temps de l'expulsion, une fois votre enfant posé sur le ventre de sa maman, vous êtes invité à l'accueillir, à le caresser, à lui parler. Vous êtes bouleversé et c'est normal !

CONSEILS

Ne regardez ni l'expulsion du placenta, ni la réfection d'une épisiotomie. Toute vision trop « chirurgicale » de l'événement pourrait mettre en péril l'avenir sexuel de votre couple.

Après l'accouchement, focalisez toute votre attention sur votre bébé, c'est ce que votre compagne attend de vous, elle vous passe le relais en toute confiance. Prenez votre enfant dans vos bras, le voilà rassuré et sa maman aussi.

Un père protecteur

Sachez que votre présence, qui paraît aujourd'hui naturelle, n'est devenue possible que depuis les deux dernières décennies du siècle passé. Auparavant, l'accouchement et ses suites n'étaient en rien l'affaire des hommes. Or la stimulation des liens familiaux précoces est essentielle car, pour un enfant, être sécurisé dès sa naissance par ses deux parents ne peut qu'être un avantage pour l'avenir.

Pendant que s'achèvent les soins prodigués à la maman, votre rôle de père protecteur peut commencer. Pendant les petits soins et les premiers tests, ne soyez pas seulement un témoin attentif, rassurez votre bébé en lui parlant, car le son de votre voix lui donne confiance et lui permet de mieux supporter les manipulations dont il est l'objet.

Quand tout est terminé, qu'il crie en s'agitant, prenez-le dans vos bras et constatez immédiatement sa sérénité retrouvée. D'instinct, votre petit sait déjà qu'il peut compter sur vous.

Les petits soins

La désobstruction

Il n'est pas nécessaire de désobstruer un bébé qui va bien (c'est-à-dire si sa note d'Apgar est 10, s'il a expectoré les mucosités qui l'encombraient et si ses mouvements respiratoires sont réguliers). Ce geste systématique pendant des décennies est de moins en moins pratiqué lorsque tout va bien. Cependant, il reste obligatoire lorsque la note d'Apgar est inférieure à 8, et lors de toute réanimation d'un nouveau-né en difficulté respiratoire.

La désobstruction est incontournable lorsque le liquide amniotique a été infecté et que le bébé risque d'en avoir respiré ou ingéré.

Le geste technique

À l'aide d'une petite sonde passée par le nez et reliée à un appareil aspirateur, la sage-femme dégage les voies respiratoires des mucosités et du liquide amniotique qui les encombraient et qui entravaient une ventilation spontanée normale des poumons.

La désinfection des yeux

Les yeux de tous les nouveau-nés sont désinfectés de manière préventive, pour lutter contre les conjonctivites qui pourraient être provoquées par les germes microbiens rencontrés lors du passage dans les voies génitales maternelles. Des gouttes de collyre antibiotique sont instillées dans les yeux de votre bébé. Ce geste a fait disparaître la gonococcie ophtalmique responsable d'une cécité irréversible.

Les soins du cordon

La première section du cordon a eu lieu à une quinzaine de centimètres de l'ombilic, il convient maintenant de le réduire. Il suffit de le clamper à l'aide d'une pince en plastique à 2 cm du nombril et de le couper à nouveau (c'est bien sûr indolore). Le bout restant est soigneusement désinfecté à l'alcool, puis séché. Dans quelques heures, la pince pourra être déclampée, le cordon ombilical sera alors sec et aplati après la compression qu'il aura subie. Il ne tombera qu'au bout de cinq à douze jours.

Les premières mesures

Votre enfant est pesé : entre 2,8 kg et 3,6 kg, il est considéré de poids normal pour un nouveau-né à terme. Au-dessus de 4 kg, on peut parler de gros bébé, en dessous de 2,8 kg de bébé de petit poids.

Votre enfant est mesuré : sa taille est en rapport avec son poids. En moyenne, elle oscille autour de 50 cm.

Son périmètre crânien est mesuré : cette mesure qui s'effectue au niveau du front est en moyenne de 34 cm pour un bébé né à terme. Cette mesure renseigne sur une certaine normalité neurologique.

« La préparation à la naissance "spéciale papa" m'a permis de comprendre et de moins appréhender mon rôle de père pendant l'accouchement. Ainsi, le jour "J", j'ai pu me concentrer sur le bien-être de la maman et sur les premiers soins donnés au bébé et même y participer activement. Et j'ai l'impression d'avoir vécu pleinement ces premiers instants. »
Hervé, père de Fanny, 3 semaines

Les tests

Les tests réalisés à la naissance ont pour but de mettre en évidence des réflexes qualifiés d'archaïques et de primaires. « Primaires » parce qu'ils vont disparaître dans les semaines à venir, et « archaïques » parce qu'ils nous rappelleraient nos origines très lointaines. Ces réflexes sont systématiquement recherchés par la sage-femme et ces tests seront tous refaits par le pédiatre lors d'un examen très complet avant la sortie de maternité (leurs résultats seront mentionnés dans le carnet de santé).

À l'aide d'un stéthoscope, la sage-femme écoute le cœur de votre bébé et ses mouvements respiratoires. Elle palpe son ventre. Elle vérifie que la voûte du palais ne présente pas une division, incompatible avec une déglutition normale, que l'anus est bien perforé et non pas obstrué par la membrane cloaquale. Elle contrôle également la position des pieds et, chez les garçons, si les testicules sont déjà à leur place dans les bourses. Puis elle mobilise les hanches à la recherche d'un ressaut (appelé signe d'Ortolani, qui peut être positif ou douteux) révélant une éventuelle luxation congénitale de la hanche.

Puis, devant vous, la sage-femme va vous montrer tout ce que votre enfant sait faire.

Il marche

La sage-femme soutient le nouveau-né sous les bras et dès que ses pieds sont en contact avec un plan horizontal, il se redresse, avance un pied puis l'autre.

Il peut s'agripper

La sage-femme place ses index dans les paumes de votre bébé : il est capable de serrer très fort au point qu'il est possible de le soulever sans qu'il lâche prise. Ce test correspondrait à un reliquat de nos origines simiesques, à l'époque où le petit pré-humain devait dès sa naissance s'agripper à la toison maternelle pour ne pas tomber et où il devait être capable de se propulser en rampant jusqu'au mamelon. Des millénaires plus tard, non seulement le nouveau-né sait toujours s'agripper, mais il a également conservé le **réflexe de fouissement**, c'est-à-dire la capacité, si on lui en donne le temps, de progresser par reptations sur le corps de sa mère et, guidé par des sensations olfactives intenses, de trouver seul le sein, l'aréole et le mamelon pour enfin se mettre à téter.

Il sait téter

Votre enfant sait également déjà sucer. Il est aussi sensible à l'excitation des points cardinaux situés autour de sa bouche car il veut téter et, s'il est né à terme, il le peut. Placé sur le ventre, il relève sa nuque et tourne sa tête pour dégager son nez.

Lors de la recherche des réflexes primaires, ne vous inquiétez pas si votre enfant ne réagit pas de manière parfaite. Il peut être fatigué ou déstabilisé. L'examen sera refait plus tard par le pédiatre.

« Au cours de la préparation à la naissance, nous avions eu une séance spéciale pour les futurs papas. Guillaume était très content de connaître ainsi son rôle à l'avance et il a pu participer à l'accouchement. Il savait qu'il avait le droit de suivre le bébé pour les soins et le bain… et j'étais rassurée de savoir notre fils sous l'œil de son papa ! »
Violaine et Guillaume, parents de Hugo

Votre premier acte de père : le bain

La sage-femme vous propose de participer au premier bain de votre enfant. Si vous acceptez, ne vous inquiétez pas, vous allez seulement devoir le tremper symboliquement dans l'eau chaude et vous aurez de l'aide pour accompagner vos gestes.

Le contact de vos mains le rassure. Parlez-lui et constatez combien il est attentif à vos paroles. Il connaît déjà la tonalité de votre voix, entendue par l'intermédiaire du liquide amniotique. Dans l'eau, il se détend, ouvre les yeux. Après le grand bouleversement qu'il vient de vivre, il est bien…

Pour tenir votre bébé, n'ayez pas peur d'être un peu maladroit. Il vous suffit de passer sous sa nuque la main opposée au bras sur lequel est posé son corps. Sa tête maintenue par une main sécurisante, votre nouveau-né s'abandonne en toute quiétude.

Si vous ne souhaitez pas donner le premier bain, laissez faire la sage-femme ou l'auxiliaire, mais parlez tout près de lui pour que votre enfant perçoive votre présence.

La deuxième heure après la naissance

Les soins sont terminés aussi bien pour vous, maman, que pour votre enfant. Ce dernier étant de retour près de vous, vous pouvez maintenant le prendre dans vos bras et le regarder. Lavé, habillé, coiffé (s'il a déjà des cheveux !), sa vue vous comble de bonheur.

À SAVOIR

Si vous remarquez que son crâne est déformé en « pain de sucre », voire qu'une bosse en accentue l'irrégularité, sachez qu'il s'agit d'une bosse séro-sanguine, traumatisme sans gravité dû aux pressions trop fortes subies au passage de votre bassin et de vos voies génitales. Heureusement, la malléabilité des os du crâne, reliés entre eux par les sutures et les fontanelles, va permettre que tout rentre dans l'ordre dans les heures ou les jours qui vont suivre. Même la bosse séro-sanguine se résorbera spontanément.

Son premier repas

Une heure après sa naissance, le taux de sucre dans le sang de votre bébé a baissé, il ressent alors le besoin d'être nourri. *In utero*, sa glycémie ne baissait jamais brutalement, il ne connaissait pas la faim.
Dans le passé, les nouveau-nés étaient privés de tout pendant douze heures, voire plus, et leurs pleurs étaient des cris de famine ! Heureusement, aujourd'hui, le petit humain est l'objet de nombreuses recherches et la compréhension de ses besoins affectifs et physiques dès sa naissance a permis de reconnaître les erreurs du passé et de les corriger.

La première mise au sein

La tétée précoce dès la naissance ou dans l'heure qui suit est un gage de bonne mise en route de l'allaitement car elle stimule la sécrétion de prolactine (hormone de la lactation), ce qui favorise une montée laiteuse sans retard.

La bonne technique

Votre bébé doit être bien positionné pour cette première tentative. Vous êtes encore sur la table d'accouchement qui a été remise en position lit. Mettez-vous sur le côté, allongez votre nouveau-né contre vous,

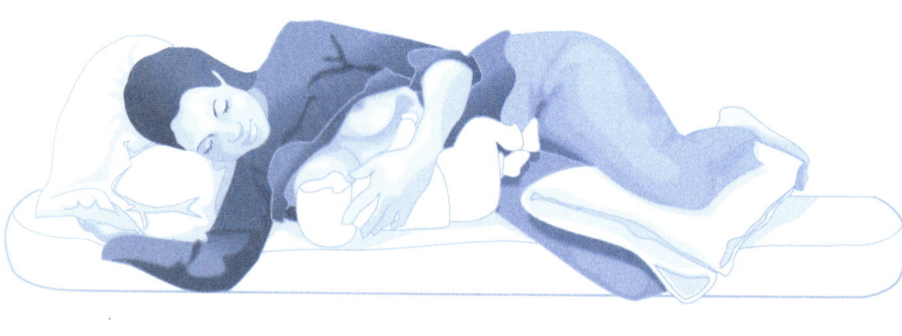

visage au niveau de votre sein. Attiré par votre odeur, il cherche. Faites-lui confiance : lorsqu'il est tout près de votre sein, appuyez légèrement sur son menton, il ouvre la bouche, saisit votre aréole et commence à téter.

Tout son corps doit être contre vous, son visage face à votre sein, sa bouche dans le prolongement de votre mamelon.

Très important
Le bébé doit prendre dans sa bouche toute l'aréole pour en stimuler les récepteurs sensitifs qui vont activer la sécrétion lactée.

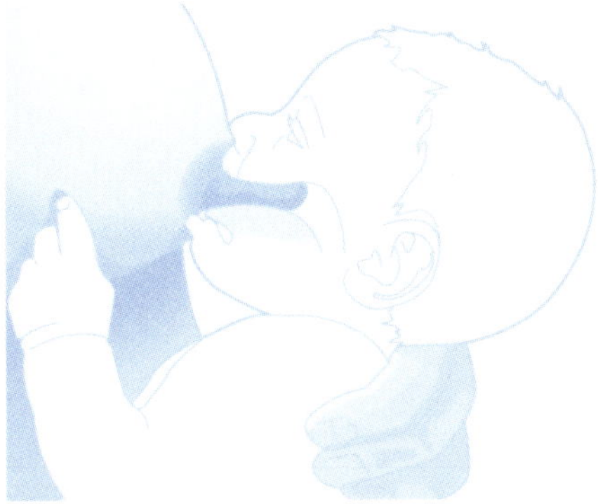

Son premier biberon

Si, après avoir réfléchi à la question, vous avez pris la décision de ne pas allaiter, vous allez donner à votre enfant, encore en salle de naissance, son premier biberon à usage unique de 30 g. En fait, sa première ration nécessaire n'est en moyenne que de 10 g, mais elle varie suivant sa corpulence.

Rendez ce premier repas le plus chaleureux possible, chuchotez à votre petit des mots affectueux et tendres. Il aime tellement entendre votre voix !

Le séjour à la maternité

Après le bouleversement de la naissance, le séjour à la maternité, pour vous et pour votre bébé, va être une période d'adaptation à vos nouvelles vies.
Malgré l'émerveillement d'avoir désormais votre enfant à vos côtés, vous allez devoir affronter pendant quelques jours des sentiments contradictoires et surmonter une grande émotivité ainsi qu'un inconfort physique plus ou moins grand.
Il va vous falloir recouvrer une certaine énergie, soigner votre corps et être à l'écoute de votre bébé.
Une communication intense va s'instaurer entre vous.
Si vous avez pris la décision d'allaiter, les premières tétées vont occuper la majeure partie de votre temps.

L'allaitement au centre de vos préoccupations

Désormais, votre enfant est près de vous : vous pouvez à tout instant l'observer, le caresser, lui parler et l'écouter respirer, crier, s'exprimer. Déjà, il vous faut protéger son sommeil, assouvir sa faim et le prendre dans vos bras pour l'assurer de votre amour.

CONSEIL

Ne vous laissez pas déposséder de votre rôle – ni par le personnel médical, ni par votre entourage, ni par les ouvrages spécialisés (même celui-ci !) – et vous échapperez au sentiment de dévalorisation obligatoirement inclus dans les manifestations du baby-blues. Dans le cas le plus fréquent, le premier symptôme de ce mal-être se caractérise par le sentiment négatif de ne pas être à la hauteur de la tâche à venir, en rapport avec les soins à donner à ce bébé, qui au premier abord peut paraître difficile à comprendre. En vous affirmant, dès les premiers jours, en tant que mère de votre enfant, vous vous sentirez plus résistante aux effets du baby-blues et votre enfant sera plus calme parce qu'il sera rapidement sécurisé. L'interaction osmotique entre une maman et son bébé constitue un rempart contre le baby-blues.

Faites-vous confiance !

Vous étudiez sa personnalité pendant que lui apprend à vous reconnaître par votre odeur et votre voix. La construction de l'attachement réciproque est le résultat d'une communication interactive. Vous le stimulez, il réagit. Il vous envoie des signaux que vous captez et auxquels vous allez rapidement savoir répondre. C'est le temps d'adaptation de l'un à l'autre. Mais tout n'est pas si simple et votre nouveau statut de mère entraîne souvent des interrogations, voire des doutes, sur vos compétences.

Le personnel médical est là pour vous accompagner et vous guider dans vos premiers pas de maman. C'est très sécurisant pour vous à condition que le discours soit homogène et pas trop directif, ce qui risquerait de vous déstabiliser. En quelques jours, vous allez probablement en savoir plus sur votre enfant que la puéricultrice de service et vos observations seront plus utiles que ses connaissances. Cependant, n'essayez pas d'être une mère parfaite, vous n'y parviendrez jamais totalement, de la même façon que votre enfant ne peut être le bébé idéal. Si vous admettez cette évidence, la rencontre sera plus facile et les petites fausses notes favoriseront l'apprentissage de la connaissance de l'autre.

Faites-vous confiance pour comprendre les attentes de votre enfant et savoir y répondre. Si certaines informations sont indispensables pour baliser le chemin, elles ne peuvent constituer un mode d'emploi rigide et universel, et ce, d'autant plus que les connaissances ne cessent d'évoluer et que les points de vue sur la puériculture varient avec les époques et les influences culturelles. Seule la tendresse infinie du regard maternel sur l'enfant reste constante à travers les temps et les sociétés (et elle n'est pas l'apanage de la race humaine : la plupart des animaux sont capables d'instinct protecteur voire affectif pour leur petit).

L'allaitement maternel dans le passé

De tout temps les petits humains nourris au sein ont eu plus de chance de survie que les autres. La nourrice de remplacement se retrouve dans toutes les sociétés, mais ses services furent surtout réservés aux enfants des classes aisées. Cette coutume voit son apogée aux XVIIIe et XIXe siècles, et c'est la Première Guerre mondiale qui met un frein sérieux à cet usage en envoyant les nourrices potentielles remplacer les hommes dans les usines.

Dans l'Antiquité, l'histoire mythique des fondateurs de Rome, Rémus et Romulus, sauvés à leur naissance en ayant été allaités par une louve, atteste que l'homme imaginait déjà la possibilité d'une alimentation au lait animal pour les nouveau-nés orphelins. Lait de vache ou de chèvre seront les plus employés comme substituts. L'industrialisation du début du XXe siècle sépare les mères de leurs nourrissons qui n'ont plus droit alors qu'à du lait de vache coupé d'eau sucrée. Après 1950, c'est l'avènement de la recherche en matière de laits industriels de substitution. Le lait de vache est modifié et adapté aux besoins spécifiques du nourrisson. Il se présente désormais en poudre et doit être reconstitué avec de l'eau. L'ère de la standardisation semble incompatible avec l'allaitement maternel. Rations précises et horaires drastiques facilitent l'encadrement des jeunes mères dans les maternités. La technique déshumanise les lieux de naissance et l'allaitement au sein tombe en disgrâce. Et ce n'est que depuis une trentaine d'années, avec la connaissance des mécanismes de la lactation, l'analyse scientifique du lait et l'évaluation réelle de ses bienfaits que l'allaitement maternel a retrouvé progressivement son importance. De nos jours, il est désormais normal, même dans des lieux très technicisés, de prendre le temps nécessaire pour enseigner aux mères un savoir-faire naturel.

Selon un sondage Sofres réalisé pour Nestlé en 2003, le pourcentage d'enfants nourris exclusivement au sein après la sortie de la maternité est en constante progression : il était de 43 % en 2001 et de 46 % en 2003. Et à la maternité, 55 % des bébés ont tété le sein de leur mère en 2003.

Et cette tendance ne fait que s'accentuer. En Île-de-France, par exemple, le taux des mères allaitantes est passé de 50 % en 2002 à 75 % en 2005, ce qui est très significatif quant à l'extension de ce mode d'alimentation.

Les bonnes raisons pour choisir d'allaiter

Vous êtes motivée pour allaiter. Cependant, avant de vous installer avec votre bébé dans une relation paisible et enrichissante, il se peut que vous traversiez quelques moments difficiles. La douleur des crevasses sur le mamelon, l'inconfort d'un engorgement ou les doutes sur vos capacités à bien nourrir votre enfant ébranlent parfois votre désir d'allaiter. Pour vous conforter dans votre choix et ne pas vous laisser aller au découragement, rappelez-vous que votre lait est l'aliment le plus digeste et le plus facilement assimilable pour le système digestif de votre nou-

CONSEIL

Nourrir votre nouveau-né implique un choix très personnel. Sein ou biberon, vous avez pris votre décision en toute connaissance de cause et selon vos disponibilités, vos envies ou vos convictions profondes. L'important est de développer avec votre enfant, au moment de ses repas, une relation chaleureuse dans la sérénité.

« Enceinte de jumeaux, je souhaite profiter pleinement de tous les instants de bonheur qui vont entourer leur naissance. L'allaitement maternel de mes enfants est pour moi une évidence. Pourtant, mon entourage ne m'encourage pas à le faire : d'après eux, avec deux enfants à nourrir, je ne vais pas me faciliter la tâche. Heureusement, je ressens une motivation sans failles qui me conforte dans mon choix ; un choix que j'exprime librement à ma sage-femme qui sait m'écouter, m'informer et me conseiller. »

Maria, 7e mois de grossesse.

CONSEIL

Une alimentation lactée stricte jusqu'à l'âge de six mois protégerait des allergies alimentaires.

En allaitant de manière exclusive quatre mois minimum, vous éviterez à votre enfant le risque d'allergie au lait de vache.

En retardant la diversification alimentaire au-delà de six mois, vous diminuez les risques d'allergie alimentaire.

veau-né, et qu'il est composé, entre autres d'anticorps qui représentent une protection naturelle très efficace contre les infections.

L'allaitement au sein préviendrait bien des maux

Des études épidémiologiques américaines et françaises ont mis en évidence l'action préventive des immuno-globulines du lait maternel et par là même les conséquences du mode alimentaire sur la santé des bébés. Trois mois d'allaitement exclusif diminuent considérablement les risques de gastro-entérite, d'affections ORL, de bronchiolite, d'infection urinaire, d'eczéma et, à plus longue échéance, d'obésité et de diabète insulino-dépendant.

Actuellement, en France, 55 % des femmes donnent le sein à la maternité, mais seulement 46 % choisissent l'allaitement exclusif. Pourtant, il est préconisé un allaitement strict au sein pendant un minimum de quatre mois pour ne pas exposer l'enfant à l'allergie au lait de vache. Après quatre mois, la muqueuse intestinale du nourrisson a la capacité de jouer son rôle de filtrage antiallergènes, le lait maternel constituant un facteur important dans la maturation de la barrière intestinale.

Les contre-indications à la mise au sein

• Un nouveau-né présentant à sa naissance une division palatine ou, plus impressionnant, une fente labio-narinaire (bec-de-lièvre) ne peut téter et déglutir normalement. Une tétine-prothèse permet d'attendre une chirurgie plastique dont les résultats sont à ce jour excellents.

• Le bébé né prématurément n'a pas encore acquis le réflexe de succion et présente souvent des troubles de la déglutition. Il est alors nourri par perfusion pour les grands prématurés ou par sonde gastrique.

Dans ces deux cas, l'allaitement au lait maternel est possible en donnant le biberon après utilisation d'un tire-lait.

L'allaitement maternel en pratique

Les premières tétées données « à la demande »

• C'est la succion répétée qui stimule la sécrétion de prolactine : sans succion, pas de production de prolactine et pas de fabrication de lait.

• Pendant les premières vingt-quatre heures après la naissance, proposez vos seins à votre bébé aussi souvent qu'il se manifeste ; c'est la meilleure façon d'activer les mécanismes de la lactation.

• Au début, il se fatigue rapidement, aussi ne tête-t-il efficacement que 5 à 10 minutes.

• Pour encourager votre bébé, vaporisez de l'eau, avant chaque tétée, sur le bout de vos seins, puis appuyez sur toute l'aréole en la massant pour exprimer quelques gouttes de colostrum et en recouvrir le mamelon. L'odeur du colostrum va irrésistiblement attirer votre bébé.

CONSEIL

La quantité de lait produite dépend du nombre de tétées.

La nature a tout prévu : le colostrum

Pour l'instant, ce que votre bébé absorbe n'est pas du lait mais du colostrum qui est de couleur jaunâtre, voire parfois orangée (il contient du béta-carotène) et de consistance épaisse. C'est le nutriment le mieux adapté à ses premiers besoins. Sa production est de 50 ml par jour, quantité suffisante pour apporter à votre nouveau-né, dès les premiers jours, l'apport énergétique indispensable à son organisme.

À SAVOIR

En 2002 : pourcentages d'allaitement à la sortie de la maternité.

En **France** : 56,2 %

En **Allemagne** : 86,7 %

Aux **Pays-Bas** : 72 %

En **Suisse** : 90,6 %

Mais ses propriétés ne se réduisent pas à une fonction nutritionnelle : par son apport en *lactobacillus bifidus*, le colostrum participe aussi à la création de la flore intestinale, véritable barrière antimicrobienne et antivirale. Enfin, c'est sa composition très élevée en anticorps (immunoglobulines et lymphocytes) – 90 g par litre – qui va constituer une immunoprotection performante.

Un biberon de complément dans les trois premiers jours est donc inutile au point de vue nutritionnel et il jouerait un rôle pernicieux dans la mise en place du système immunitaire de base. De plus, il retarderait la fabrication du lait déclenchée par la succion.

COMPARAISON DES COMPOSITIONS DU COLOSTRUM ET DU LAIT MATERNEL

	COLOSTRUM	LAIT MATERNEL
eau	87	87,5
protéines	8,5	1 à 2
lactose	3,5	6,5 à 8
lipides	2,5	3 à 5
calcium	0,03	0,03
fer	0,1 mg	0,15 mg

Le colostrum contient presque dix fois plus de protéines que le lait maternel.
(d'après *Médicaments et allaitement maternel*, Éditions Elsevier, 2002)

Entre le 3e et le 4e jour, le lait remplace le colostrum, les seins sont plus tendus, plus remplis. La montée laiteuse peut se passer sans problème mais elle peut aussi être douloureuse lorsqu'elle est trop importante. Il se produit alors un engorgement.

CONSEIL

En cas de tension mammaire douloureuse :

- passez vos seins sous une douche chaude ou appliquez des gants de toilette chauds sur vos seins ;
- si, malgré des tétées fréquentes, vos seins sont toujours pleins et lourds, utilisez un tire-lait.

Pour prévenir l'engorgement mammaire quarante-huit heures après la naissance, prenez en homéopathie :
Bryonia 9 CH, 3 granules 3 fois par jour.
Pulsatilla 9 CH, 3 granules 3 fois par jour.

Suivez ce traitement pendant cinq jours minimum, le temps que la montée laiteuse s'installe.

Prévenir et traiter les crevasses

La peau de votre mamelon a besoin de s'adapter à la succion et à l'humidité du lait et de la salive de votre bébé. Il est donc fréquent, dans les premiers jours d'allaitement, que des petites lésions apparaissent et rendent douloureuses les tétées.

Pour prévenir cet inconvénient :

- procédez à des massages des mamelons avec de la pommade homéopathique Castor Equi ou avec un peu de colostrum exprimé de vos seins ;
- positionnez bien votre bébé, son visage face à votre sein et votre aréole dans sa bouche (et pas seulement votre mamelon !) ;
- utilisez des coquilles d'allaitement au lieu des coussinets pour que votre mamelon ne macère pas dans un tissu humide ;
- faites des vaporisations d'eau de La Roche-Posay.

Une fois les lésions installées, il est nécessaire de les traiter, car non seulement elles peuvent être très douloureuses, mais elles représentent également une voie d'entrée aux germes infectieux.

Pour traiter les crevasses :

- continuez l'emploi de Castor Equi en pommade ;
- utilisez des protège-seins en silicone (Dodie ou Médéla) les plus fins ;
- si la douleur est trop intense, utilisez un tire-lait (*voir p. 97-98*) ;
- laissez vos seins à l'air ;
- posez une pointe d'éosine acqueuse à 2 %, à l'aide d'un coton tige, avec une grande précision. Le soulagement est immédiat. Avant la tétée suivante, nettoyer soigneusement le mamelon à l'eau ;
- prenez 2 gélules de paracétamol une demi-heure avant d'allaiter.

L'homéopathie pour combattre les crevasses :

- *Chamomilla 5 CH*, 3 granules une demi-heure avant la tétée si la sensibilité du mamelon vous rend nerveuse.
- *Graphites 9 CH*, 3 granules 3 fois par jour lorsque les crevasses sont jaunâtres.
- *Nutricum acidum 9 CH*, 3 granules 3 fois par jour lorsque les crevasses sont sanguinolentes.

« Hôpital ami des bébés » : le label convoité par les maternités

La réussite de l'allaitement maternel dépend aujourd'hui de l'information diffusée par les soignants de la maternité, de leur sensibilisation aux bienfaits de ce mode d'alimentation et de la qualité de l'accompagnement qu'ils peuvent proposer aux mères. Depuis juin 1991, l'OMS et l'Unicef sont à l'origine du label «Hôpital ami des bébés» applicable, parmi les maternités du monde entier, à celles qui respectent rigoureusement les conditions établies par une charte de 1989. En France, seulement trois maternités ont obtenu ce label (les maternités de Lons-le-Saunier, de Roubaix et de Cognac). Nous accusons pour le moment un important retard sur les autres pays européens. Aussi, malgré l'exigence des conditions énoncées par l'OMS, le nombre de maternités françaises labellisées devrait considérablement augmenter dans les années à venir. En 2002, «la semaine de l'allaitement» a touché cinquante-quatre départements et cinquante-trois maternités décidés à s'engager dans des actions de promotion de l'allaitement maternel.

LABEL

Entre 1991 et 2004, le label « Hôpital, ami des bébés » a été décerné à 19000 maternités dans le monde, 5000 en Europe dont seulement 3 en France.

La coordination française pour l'allaitement maternel (la Cofam) est chargée d'évaluer les maternités candidates à l'attribution du label. Cette évaluation consiste, entre autres, à constater le respect des dix conditions de la charte de l'OMS, à interroger les mères sur l'information et l'encadrement dont elles sont l'objet, à s'enquérir de la formation diffusée au personnel, à vérifier les achats de lait effectués par l'établissement...

Déclaration de l'OMS de 1989 «protection, encouragement et soutien de l'allaitement maternel»

- Adopter une politique d'allaitement maternel formulée par écrit et systématiquement portée à la connaissance de tous les personnels soignants.
- Donner à tous les personnels soignants les compétences nécessaires pour mettre en œuvre cette politique.
- Informer toutes les femmes enceintes des avantages de l'allaitement au sein et de sa pratique.
- Aider les mères à commencer à allaiter leur enfant dans la demi-heure qui suit la naissance.
- Indiquer aux mères comment pratiquer l'allaitement au sein et comment entretenir la lactation, même si elles se trouvent séparées de leur nourrisson.
- Ne donner aux nouveau-nés aucun aliment ou aucune boisson autre que le lait maternel, sauf indication médicale.
- Laisser l'enfant avec sa mère vingt-quatre heures par jour.
- Encourager l'allaitement au sein à la demande de l'enfant.
- Ne donner aux enfants nourris au sein ni tétine artificielle ni sucette.

« C'est lors de la préparation à la naissance que j'ai pris la décision de tenter l'allaitement maternel, non sans une certaine appréhension. Avant mon accouchement, j'ai préparé mes mamelons en les massant chaque jour avec une pommade homéopathique. Une heure après sa naissance, mon bébé était à mon sein, j'étais émerveillée et son papa aussi. Mais les jours qui ont suivi ont été moins idylliques ; Tom réclamait de manière désordonnée, il s'endormait rapidement au sein et j'avais peur qu'il ne prenne pas assez. La montée laiteuse a été très inconfortable pendant vingt-quatre heures. J'ai pris de l'homéopathie et, pendant deux jours, un médicament anti-inflammatoire prescrit par ma sage-femme. Mes seins sont devenus plus souples, le lait s'est mis à couler plus facilement et Tom a été mieux rassasié. Maintenant, tout va bien et je suis assez fière d'avoir réussi. »
Marine, mère de Tom, un mois et demi

• Encourager la constitution d'associations de soutien à l'allaitement maternel et leur adresser les mères dès leur sortie de l'hôpital.

Les bienfaits de la mise en œuvre des conditions de l'OMS dépassent largement le cadre de l'allaitement, car cette démarche entraîne un plus grand respect de la période d'adaptation naturelle du nouveau-né (peau à peau prolongé, soins et tests retardés, enfant bien portant jamais séparé de sa mère qui ainsi se réapproprie le premier rôle).

Tout se joue au début !

Pour obtenir un allaitement sans problème, tout se joue souvent durant les huit premiers jours. Pendant cette période, vous allez devoir :
• affirmer votre décision, ce qui signifie ne pas vous séparer de votre bébé, même la nuit, et refuser tout complément au biberon ;
• ne pas vous préoccuper du poids de votre enfant pendant les trois à quatre premiers jours. Il perd 5 à 10 % de son poids de naissance et c'est normal, ce n'est pas parce que votre lait est insuffisant. Il ne faut pas être tentée d'apporter un complément ;
• ne pas vous laisser désespérer, ni par des crevasses ni par un engorgement, qui peuvent être traités et disparaître rapidement ;
• décourager les visites des premiers jours. Vous avez besoin de consacrer toute votre attention à votre bébé ;
• ne pas hésiter à demander conseils et aide aux sages-femmes ;
• si possible, avoir le numéro de téléphone d'une amie disponible ayant allaité avec succès ou celui d'une association de soutien (*voir p. 96*).

La tentation du biberon de complément

Dans le cas le plus fréquent, le premier biberon de complément est donné à la maternité, surtout après une césarienne. Il y a fort à parier que cette pratique disparaisse dans les années à venir, et dès maintenant, elle ne doit pas être décidée sans votre approbation.

Rappelez-vous que les biberons de complément diminuent les bienfaits de l'allaitement au sein :
• en inhibant la production de lait,
• en entravant l'action biologique des anticorps de colostrum,
• en supprimant la prévention à l'allergie au lait de vache,
• en perturbant le réflexe de succion du bébé.

Cependant, il y a des cas où l'enfant ne prend pas assez de poids et où, après un examen attentif du pédiatre et une vérification du bon accompagnement de l'allaitement maternel, la décision peut être prise de donner au bébé un complément alimentaire adapté à ses besoins. Et l'expérience montre que le bébé a la capacité de passer d'un mode à l'autre, le plus souvent sans grande difficulté, à condition que le biberon soit muni d'une tétine en silicone (l'emploi d'une tétine en caoutchouc provoque un débit plus grand, or un flot de lait trop important risque de perturber la déglutition).

Après avoir été informée et rassurée sur vos capacités de lactation suffisante pour nourrir votre enfant, si votre décision est d'apporter un complément, c'est votre droit, surtout si vous ne supportez pas l'idée de vous servir d'un tire-lait pour vous constituer une réserve (*voir p. 65 et p. 97-98*) et que vous n'êtes pas décidée à allaiter de manière exclusive au moins jusqu'à quatre mois.

Les positions d'allaitement

La madone

La position la plus courante est celle dite de la « madone » : la maman est assise, un de ses bras soutenant le bébé. La tête du bébé est positionnée face au sein, ses fesses reposent sur un oreiller.

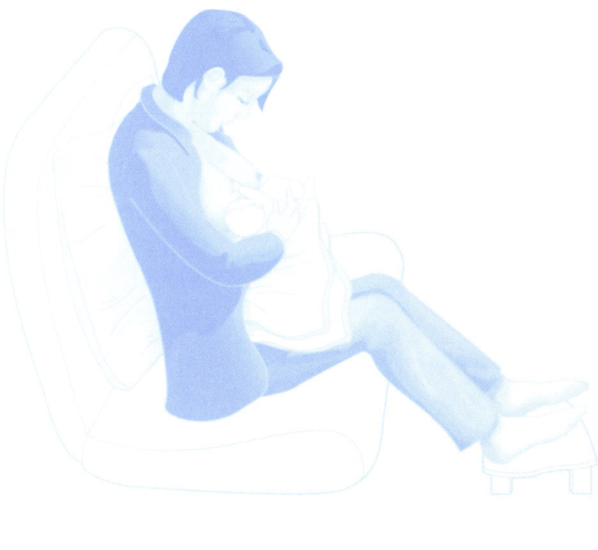

À SAVOIR

« Après avoir donné à des bébés prématurés de moins de trente-quatre semaines une tétine pour les calmer pendant leur séjour en couveuse, des chercheurs australiens ont constaté que ces bébés prenaient aussi bien le sein que ceux qui n'en avaient pas eu. »

Parents, novembre 2004.

LA TÉTINE

Sachez que la tétine en silicone est préférable à la tétine en caoutchouc pour donner un biberon en alternance avec les seins (de lait de substitution ou de lait maternel obtenu au tire-lait).

La madone inversée

Le bébé est dans la position de la madone, mais cette fois-ci, c'est le bras opposé au côté où il tète qui le soutient : par exemple, il repose sur le bras gauche s'il tète le bras droit.

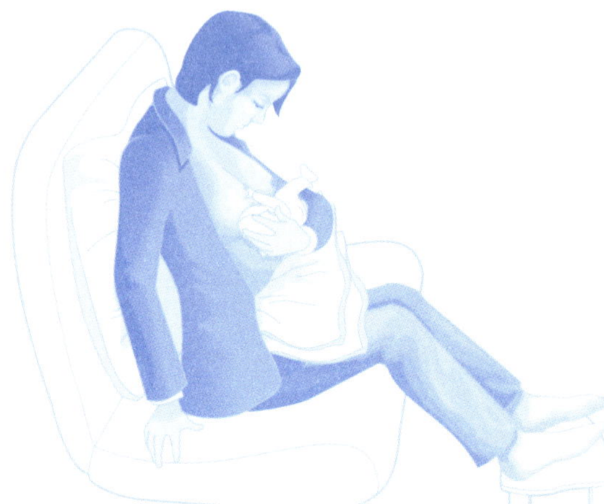

Le ballon de rugby

Le bébé n'est plus sur les genoux de sa maman, mais sur le côté, confortablement installé sur un coussin, le corps passant sous le bras maternel. Cette position est notamment recommandée lorsque la maman a eu une césarienne car le bébé ne repose pas sur le ventre et qu'il n'y a aucune tension musculaire pour la maman.

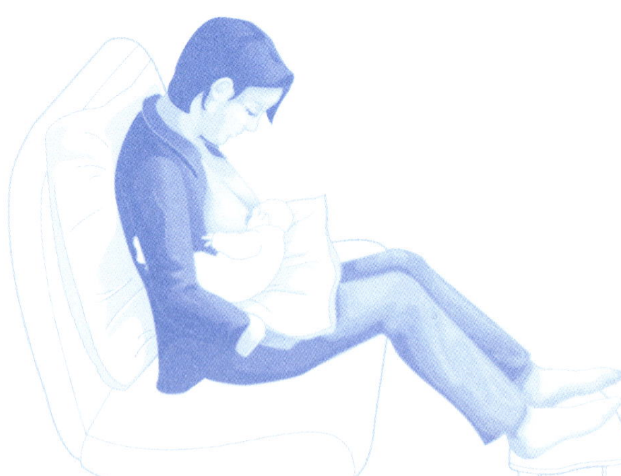

À califourchon

Le bébé est assis sur l'un des genoux de sa maman, face à elle, tête au niveau du sein et jambes repliées en position accroupie (ou de chaque côté de son ventre lorsqu'il sera plus grand).

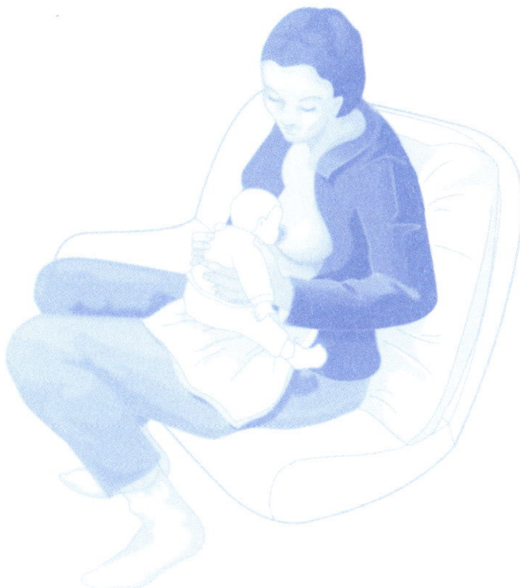

L'allaitement au biberon

Parce que l'allaitement au sein demande un certain investissement physique personnel, une grande disponibilité et surtout une motivation profonde, vous pouvez très bien ne pas souhaiter allaiter. Il se peut également que l'allaitement maternel soit médicalement contre-indiqué. Dans l'un ou l'autre cas, vous devrez alors avoir recours à l'allaitement au biberon.

À SAVOIR

Si vous avez eu une opération de chirurgie esthétique au niveau de la poitrine, les implants de silicone étant glissés sous la peau, il n'y a en principe pas de contre-indication à la lactation.

Ne culpabilisez pas !

Si vous n'allaitez pas, ne culpabilisez pas, car cela ne remet nullement en cause vos capacités de mère. Aujourd'hui, les laits en poudre destinés aux nourrissons sont scientifiquement élaborés, et leurs compositions de plus en plus complexes ont pour objectif de couvrir les besoins nutritifs indispensables à leur croissance.

Même s'il ne rivalise pas avec la perfection du lait maternel, vous pouvez donner le biberon en toute confiance, à condition de respecter soigneusement les dosages pour la reconstitution du lait et d'utiliser de l'eau de bouteille, de source ou faiblement minéralisée (Évian, Volvic).

Les contre-indications maternelles à l'allaitement au sein

• Lorsque la mère est atteinte d'une pathologie (cancéreuse, virale active, neurologique, rénale, cardiaque ou endocrinienne, entre autres).
• Dans le cas du sida : le HIV parasite les lymphocytes maternels et ces derniers passent dans le lait. Il est donc totalement déconseillé d'allaiter en cas de séropositivité.
• Lorsqu'une pathologie entraîne la prise régulière de médicaments, presque toujours incompatibles avec l'allaitement, tels que les immunosuppresseurs, les amphétamines, le lithium, les antithyroïdiens de synthèse, etc.
• Après une chirurgie mammaire consécutive à une tumeur maligne du sein (les canaux galactophores ayant été sectionnés et l'innervation des tissus ayant subi des dommages, le sein ne possède plus toutes ses capacités physiologiques nécessaires à l'allaitement maternel).

Les premiers laits « maternisés »

Dans le passé, les laits de provenance animale étaient seulement coupés d'eau. Et ce n'est qu'au XXe siècle que la connaissance scientifique a démontré les différences de composition des laits suivant les espèces. La recherche s'est alors tournée vers la modification du lait de vache pour en faire un succédané de lait humain en se rapprochant de sa composition. Les premiers laits « maternisés » étaient du lait de vache dont on avait diminué la teneur en protéines (34 g/l pour la rapprocher de 9 g/l, le taux humain). Puis leur taux protéique est descendu de 20 g/l à 15 g/l selon les marques. Ces laits étaient ensuite sucrés en lactose, écrémés et complétés en huiles végétales insaturées.

COMPARAISON DES COMPOSITIONS

	LAIT DE VACHE	LAIT HUMAIN
protéines	34 g/l	9 g/l
lactose	48 g/l	70 g/l
graisses	37 g/l	38 g/l
sels minéraux	7 g/l	2 g/l

Les différentes formules de préparations lactées diététiques pour nourrisson

De nos jours, les aliments lactés diététiques sont réglementés et le rapport des différentes fractions de protéines est modifié pour éviter tout excès d'apport protéique. Ces aliments sont enrichis en acides gras essentiels d'origine végétale, en acides aminés, en vitamines et en minéraux. Ils peuvent être hypoallergéniques, acidifiés, épaissis, enrichis en ferments lactiques...

Les ALD se sont tous fixés comme objectifs de prévenir les carences et de se rapprocher au plus près de la composition du lait de femme, en particulier en diminuant les apports protéiques. En conséquence, les aliments lactés diététiques pour nourrissons sont, de nos jours, des nutriments diététiques de plus en plus complexes et adaptés à l'organisme du bébé.

Les formules standardisées

• Les laits en poudre 1er âge sont destinés aux nourrissons nés à terme, de poids normal et ne présentant aucun problème particulier. Ils sont employés jusqu'à l'âge de quatre mois.

• Les laits en poudre 2e âge, appelés aussi «laits de suite» parce qu'ils remplacent à partir de quatre mois soit l'allaitement maternel s'il y a eu sevrage, soit la formule 1er âge donnée au biberon.

Les formules adaptées

Il s'agit de préparations diététiques lactées spécifiquement conçues pour surmonter un problème particulier tel que la prématurité, des troubles digestifs ou des allergies. **Ils doivent faire l'objet d'une prescription médicale.**

«Pendant ma grossesse, je me suis souvent demandé si j'allais allaiter mon fils ou non. C'est très culpabilisant. C'est terrible d'avoir honte de dire que l'on hésite. Comme toutes les mamans, je veux ce qu'il y a de mieux pour mon bébé. Pourtant, le simple fait de penser à l'allaitement m'angoisse. Je n'aime pas le rapport au sein avec l'enfant, et j'adore l'idée de partager avec le papa le moment de nourrir notre fils. Enfin, c'est en discutant avec ma sage-femme que je me suis rendu compte que ce n'était pas dramatique de ne pas vouloir allaiter, que ça ne faisait pas de moi une mauvaise maman et surtout qu'il y avait malgré tout des avantages au biberon. Bref, il est préférable de donner le biberon avec amour que le sein avec angoisse.»
Emmanuelle, enceinte de huit mois et demi

À SAVOIR
Dans le passé, le lait de soja adapté au nourrisson a été employé pour lutter contre les symptômes de l'allergie au lait de vache. Il est aujourd'hui mis de côté parce qu'il existe un risque d'allergie au soja qui peut se surajouter.

Les pré-laits sont destinés aux prématurés ou à des bébés nés à terme avec un retard de croissance en complément de l'allaitement maternel jusqu'à ce que le nourrisson atteigne 3 kg.

Les laits hypoallergéniques (H. A. 1er et 2e âge)

Ils ne sont préconisés que pour les bébés nés dans une famille ayant des antécédents allergiques pour tenter de prévenir ce risque. Ils peuvent être utilisés seuls ou en complément de l'allaitement maternel. Leurs protéines sont hydrolysées (c'est-à-dire fragmentées chimiquement par fixation d'eau), mais pas suffisamment pour avoir un effet préventif sur l'allergie au lait de vache.

Les hydrolysats enzymatiques de caséine sont des substituts de régime dont les protéines ont été scindées au maximum en formules sans saccharose ni lactose, qui permettent d'attendre la guérison spontanée (entre neuf et dix-huit mois) de l'intolérance au lait de vache. La réintroduction du lait de vache deviendra envisageable après un an.

Il existe également :
- des **formules « confort »** épaissies à l'amidon pour prévenir les régurgitations dans le cas d'un reflux gastro-œsophagien.
- des **formules transit** enrichies en ferments lactiques pour traiter ou prévenir des troubles digestifs.

L'allergie au lait de vache

Les signes alarmants sont les suivants: selles diarrhéiques et vomissements à répétition, courbe de poids stagnante, anémie, troubles du sommeil, asthme ou eczéma... Le diagnostic de l'allergie se fait par « un test d'épreuve » préconisé par le pédiatre durant cinq jours sans donner à l'enfant de lait en poudre classique. Si les symptômes disparaissent, le test est positif.
Beaucoup plus rapide, le Dialleitest, vendu en pharmacie, se pose sur la peau de l'enfant à la maison et doit être lu par le médecin quarante-huit heures plus tard.

Les substances responsables

Ce sont la caséine, les protéines – dont la béta-lactoglobuline – et plus rarement le lactose. Toutes ces molécules peuvent provoquer une réaction allergique dans l'organisme du nourrisson. Son système immunitaire peut alors fabriquer des anticorps spécifiques pour les détruire parce qu'elles ont été reconnues comme éléments étrangers aux normes génétiques de l'enfant.

L'allaitement maternel exclusif **cent jours minimum** constitue une prévention efficace.

Le traitement

Il s'agit de donner à l'enfant des hydrolysats de protéines. Ces préparations spécifiques sans lactose sont prescrites par le pédiatre jusqu'à ce que l'intestin du bébé mette en place un système antiallergique capable de fragmenter au maximum les protéines non humaines (ce qui se produit entre neuf et dix-huit mois).

CONSEIL

Pour éviter d'autres allergies alimentaires, la diversification devra être tardive et très progressive : pas de légumes avant six mois et pas de viande, de poisson ni d'œuf avant sept mois.

Les nourrissons, des cibles fragiles des groupes d'alimentation infantile

Au siècle dernier, différentes marques de lait en poudre pour nourrisson se sont livrées à des guerres commerciales sans merci dans les maternités pour offrir gratuitement leurs produits. Chaque nouveau-né sortait avec sa boîte-échantillon gratuite. Une somme d'argent dont le montant pouvait être variable était versée à l'établissement pour chaque bébé-consommateur. Cet accord financier se déroulait à l'insu de la mère qui n'était alors naturellement pas encouragée à allaiter son enfant.

Un coup d'arrêt émanant des législateurs a été nécessaire pour rendre caduque cette pratique. **Un arrêté de 1976** définit la commercialisation des laits destinés aux nourrissons sans vraiment atteindre le système établi. **Une législation européenne de 1991** est rédigée selon les directives du code international de commercialisation des substituts de lait maternel qui, entre autres, exige désormais la transparence en ce qui concerne les achats de laits et qui en interdit la publicité dans les maternités.

En France, un **arrêté de janvier 1994** s'est surtout attaché à réglementer de manière très précise les étiquetages et la publicité. L'expression « laits maternisés » devient alors illicite, et la formule « préparation pour nourrisson » fait son apparition sur les boîtes.

Une loi sur la publicité vient renforcer cet arrêté. Désormais, la distribution d'échantillons gratuits est interdite et la publicité limitée exclusivement aux professionnels concernés.

Le décret de 1998 est encore plus directif en ce qui concerne la documentation, sous toutes ses formes, destinée aux mères. Il est en effet obligatoire d'y mentionner des informations telles que la supériorité du lait maternel et les avantages de l'allaitement au sein, l'effet négatif de l'allaitement mixte sur la lactation ou encore le danger de la mauvaise utilisation des préparations pour nourrissons.

L'importance de cet appareil juridique prouve que, pour faire disparaître des pratiques commerciales agressives et déloyales, il a été nécessaire d'employer une réglementation drastique très contraignante. Or, si le choix d'allaiter ou non ne doit plus être dicté par le lobby industriel alimentaire pédiatrique, il est préférable qu'il soit influencé avant tout par une bonne information des mères plutôt que par des lois. Ce choix très intime ne peut être fait que par la mère concernée. Il ne faut pas oublier celles qui, bien que sensibilisées aux avantages de l'allaitement au sein, ne peuvent pas le faire en raison d'une contre-indication médicale. Il ne faudrait pas qu'à leur sentiment de frustration s'ajoute la culpabilisation!

En pratique, comment procéder ?

Une priorité : bloquer la production de prolactine

Dans les heures suivant l'accouchement, vous allez prendre des cachets sécables de bromocryptine (Parlodel) et cela pendant deux semaines. Commencez par un demi-comprimé le premier jour, un demi-comprimé le matin et un demi le soir, le deuxième jour, puis deux comprimés en quatre prises les jours suivants, de préférence au milieu des repas. Ces précautions sont destinées à prévenir d'éventuels effets secondaires, tels que la sensation de vertige ou une certaine intolérance digestive.

Donner le biberon à la maternité

Les manipulations pour préparer un biberon ont été supprimées par l'emploi de biberon de 60 ml tout préparés et à usage unique. Le lait n'est pas chauffé, il est à température ambiante, néanmoins vous pouvez tenir quelques instants le biberon dans vos mains pour élever légèrement sa température.

Comme pour l'allaitement au sein, l'intervalle entre les repas doit être variable: il est dicté par la demande de votre enfant (entre 2 et 4 h). En tenant compte, tout de même d'une grande différence: la digestion du lait maternel se fait en 2 h alors que celle des protéines de lait de vache demande entre 3 et 4 h.

La ration, elle aussi, est très variable, mais le temps de la tétée ne doit pas être trop court. Faites une pose à mi-biberon.

La technique du rot

Pour lui faire faire un rot, tenez votre bébé bien droit contre vous, son visage au-dessus de votre épaule protégée par une serviette, et tapotez légèrement son dos. Si le rot tarde à venir, placez votre bébé dans son transat légèrement incliné quelques minutes avant de le recoucher.

Si vous le recouchez et qu'il se met à pleurer, reprenez-le quelques instants, il est peut-être encore gêné par de l'air.

«Ma fille a des difficultés pour faire ses rots. À la maternité, les auxiliaires de puériculture m'ont enseigné plusieurs méthodes: "bébé sur mon épaule et taper dans le dos", ou "bébé plié en deux (!) et taper dans le dos", ou massages de l'estomac avec légère pression. J'ai essayé ces manœuvres qui m'ont traumatisée. J'étais censée aider mon bébé, mais j'avais l'impression de lui faire mal. Le coup de grâce m'a été assené par ma famille: "On ne fait pas comme ça, c'est cruel." Je me suis sentie incompétente. C'est l'écoute de la sage-femme à domicile qui m'a fait sortir de mes angoisses en dédramatisant la situation ; ses explications m'ont permis d'évacuer ma culpabilité. Ma sérénité retrouvée, le rot de ma fille n'est plus ma principale préoccupation. Elle boit bien, fait des rots parfois presque imperceptibles et elle se porte comme un charme.»

Françoise, maman de Marie, douze jours

Pour limiter l'absorption d'air, lorsque vous donnez le biberon, faites-le de manière que la tétine soit toujours pleine de lait. Ainsi, à la fin de la tétée, le biberon se retrouve presque en position verticale.

Vous hésitez encore

Plusieurs raisons vous dissuadent d'allaiter, cependant vous hésitez (il était certainement plus facile de faire ce choix à l'époque où la supériorité du lait maternel n'était pas encore scientifiquement démontrée!).

Une solution intermédiaire est possible. Pourquoi ne pas donner le précieux colostrum des premiers jours, puis pratiquer le sevrage naturel progressif? Il s'agit en fait d'un allaitement mixte avec projet de sevrage précoce. Ainsi, votre bébé profite des bienfaits du colostrum et vous évitez la prise d'un médicament dont les effets ne sont pas anodins.

Mode d'emploi

• Donnez le sein les trois premiers jours.
• Le lendemain de la naissance, prenez un traitement homéopathique pour prévenir un engorgement : *Pulsatilla 9 CH*, 3 granules 3 fois par jour ou *Bryonia 9 CH*, 3 granules 3 fois par jour.
• Au 4e jour, donnez un biberon de lait 1er âge à la place d'une tétée.
• Au 5e jour, deux biberons remplacent deux tétées.
• Au 6e jour, autant de biberons que de mises au sein. Après la dernière tétée, videz bien vos seins en les massant sous une douche chaude. Mettez un soutien-gorge et serrez-les pendant deux heures avec un bandage croisé.

Homéopathie

Prenez *Ricinus 30 CH*, une dose par jour pendant 4 jours, soit du 6e au 9e jour.

Ce protocole devrait être suffisant, car moins le bébé est mis au sein, moins la production de lait est stimulée. Néanmoins, si la montée laiteuse résistait au traitement homéopathique – ce qui est rare –, faites-vous prescrire des anti-inflammatoires.

CONSEILS DE SAGE-FEMME

Nourrir votre bébé au biberon doit être un moment tout aussi privilégié que si vous lui donniez le sein. À chaque tétée, donnez le biberon en tenant votre enfant dans vos bras avec beaucoup de disponibilité et d'affectivité. Ouvrez votre corsage pour qu'il sente votre peau contre sa joue, chuchotez-lui des paroles tendres et suaves. Lorsque sa ration dépassera 60 mg, faites une pause à mi-biberon. Il ne faut pas que la tétée soit trop rapide : profitez de ce temps pour établir par le contact physique un lien intime entre vous deux. Toutes ces recommandations s'appliquent également au papa, et le fait qu'il intervient ainsi plus tôt dans la relation avec le bébé joue certainement un rôle bénéfique et équilibrant dans le développement psycho-affectif à venir de l'enfant.

Le baby-blues

Après la magie de la rencontre, l'euphorie des premières heures et l'émerveillement d'avoir fait un enfant, les jours qui suivent l'accouchement ne sont pas toujours idylliques. Le baby-blues est le nom donné à l'ensemble des réactions psychiques négatives provoquées par le bouleversement physique et hormonal de l'accouchement. Ces réactions surviennent en réponse au choc émotionnel intense provoqué par l'événement.

CONSEIL

Ne vous inquiétez pas : il est naturel et même physiologique de ne pas vous sentir au mieux de votre forme et de ne pas avoir un moral constamment au beau fixe pendant le séjour à la maternité.

À SAVOIR

La forme la moins grave toucherait jusqu'à 80 % des accouchées. Les symptômes du baby-blues étant connus et leur origine en partie définie, il est plus facile de les rendre anodins. De plus, dans la plupart des cas, le baby-blues serait une **réaction salutaire**, un contre-coup indispensable à la prise de conscience d'être mère qui éviterait la dépression du post-partum plus tardive et beaucoup plus pernicieuse.

Les signes caractéristiques du baby-blues

Ils sont nombreux et peuvent prendre différentes formes, mais il s'agit principalement d'une hyperémotivité, de la survenue de crises de larmes, d'une anxiété latente ou excessive, de sautes d'humeur, voire d'une certaine agressivité, de découragement, d'une fatigue intense et de doutes sur vos capacités de mère.

Les principales causes

Le ressenti du baby-blues est différent pour chaque accouchée puisqu'il dépend d'un grand nombre de paramètres.

• La chute de la progestérone après l'accouchement a perturbé les fonctions hypothalamiques du contrôle des émotions (d'où les larmes et les sautes d'humeur).

• La fatigue due à l'accouchement et l'anémie consécutive aux pertes de sang vous rendent plus vulnérable (d'où le découragement).

• Si vous avez eu des complications imprévues, il se peut que vous ayez le sentiment d'avoir été maltraitée ou encore de ne pas avoir été à la hauteur (d'où le sentiment d'agressivité ou de dévalorisation).

• L'inconfort physique vous empêche de vous occuper momentanément de votre enfant, surtout après une césarienne (d'où le sentiment de culpabilité).

La liste est loin d'être exhaustive, cependant, elle vous donne quelques points de repère pour lutter contre les causes et les effets du mal-être du post-partum et pour en surmonter rapidement les troubles.

La dépression post-natale

Dans un petit nombre de cas, lorsque le baby-blues n'est pas compris de l'entourage et qu'il n'y a aucun soutien psychologique (particulièrement préjudiciable dans cette période d'isolement des couples et de non-transmission familiale), cette souffrance restée latente peut évoluer en dépression post-natale, état beaucoup plus préoccupant que le baby-blues. Il s'agit alors de l'expression d'un dysfonctionnement psychique grave, lié à de grandes difficultés relationnelles avec le bébé, et qui implique une prise en charge psychothérapeutique et un traitement médical.

Il arrive aussi qu'une accouchée ayant montré une résistance psychique presque anormale après la naissance de son enfant présente dans les semaines suivantes des signes de dépression grave.

Le baby-blues correspondrait-il aussi à la prise de conscience d'être « mère de son enfant » ? L'état émotionnel lié à la création du lien mère-enfant est indispensable à la qualité de cette relation balbutiante. Il induit la compréhension plus rapide des demandes du bébé et la capacité naturelle d'y répondre. Lors d'une naissance prématurée, il arrive que les manifestations du baby-blues surviennent de manière très décalée, lorsque le bébé quitte le service de néonatalogie pour rentrer à la maison.

À SAVOIR

La moindre parole mal interprétée, la moindre contrariété, les angoisses liées aux petits problèmes du bébé aggravés par les réponses parfois contradictoires faites par le personnel médical, le manque de confiance en soi, tout peut vous déstabiliser dans cette période de vulnérabilité physique extrême.

Pour surmonter le baby-blues

Reposez-vous !

Il vous faut lutter en priorité contre la vulnérabilité physique et recouvrer rapidement vos forces.
Pour combattre la fatigue, il faut remédier à l'anémie occasionnée par les pertes de sang. Le fer est nécessaire à la fabrication des globules rouges et au transport de l'oxygène dans l'organisme. Une supplémentation en fer et en acide folique (également indispensable à la formation des cellules sanguines) permet de vaincre l'asthénie liée à l'anémie.
Rechargez votre organisme en vitamines et oligo-éléments (Elevit B9 – Oligobs allaitement)

Reposez-vous, faites la sieste, découragez les visites. Le séjour à la maternité est désormais trop court, il doit être réservé à votre bébé et à votre récupération physique. Pensez à vous munir de bouchons d'oreille pour atténuer les bruits du service.

Prenez de l'homéopathie

Le baby-blues étant fréquent, mieux vaut en prévenir les effets.

- Prenez systématiquement, quarante-huit heures après l'accouchement, *Sepia 30 CH*, une dose.
- Lorsque les signes surviennent, continuez *Sépia 30 CH* en granules, 5 granules par jour le matin jusqu'à amélioration.
- Si vous êtes anémiée, prenez *China 9 CH*, 3 granules 3 fois par jour.
- Si vous êtes particulièrement anxieuse, *Gelsemium 9 CH*, 3 granules 3 fois par jour.
- Si vous avez très souvent envie de pleurer, *Ambra grisea 9 CH*, 3 granules 3 fois par jour.
- Si vous êtes d'humeur irritable, *Ignatia 9 CH*, 3 granules 3 fois par jour.

Profitez du soutien offert par la maternité !

Il vous faut profiter au maximum de l'assistance et de l'empathie que vous pouvez trouver auprès des sages-femmes et des auxiliaires de puériculture. Si vous vous sentez un peu trop sensible au baby-blues, demandez l'aide de la psychologue qui est de plus en plus présente dans les maternités.

Des séances d'initiation aux massages du bébé peuvent vous être proposées. Il est très bénéfique d'y participer, car il s'agit d'une véritable communication affective qui renforcera précocément votre attachement à votre bébé.

Prévoyez de ne pas être seule avec votre bébé en rentrant à la maison. L'aide du père dans les tâches quotidiennes et son soutien affectif et psychologique sont essentiels et facilités par la possibilité de prendre un congé paternel. S'il est absent, la présence d'un membre de votre famille ou d'une amie est indispensable dans les premiers jours.

L'inconfort physique après un accouchement par voie basse

Les petits désagréments des suites de couches sont nombreux : une grande fatigue, des douleurs diffuses, l'inconfort d'une épisiotomie... toutes ces déconvenues peuvent venir gâcher la fête. Sachez les prévenir ou les traiter !

L'utérus reprend sa place

Pendant quelques jours, il est normal de ressentir encore quelques contractions utérines plus ou moins fortes. Lorsqu'elles sont régulières et douloureuses, il s'agit des « tranchées utérines ». Un antispasmodique (Spasfon) est nécessaire pour en diminuer l'intensité. La mise au sein, par la sécrétion d'ocytocine qu'elle entraîne, provoque des contractions et participe ainsi à la rétraction utérine.

CONSEIL

Après un accouchement, prenez systématiquement en homéopathie *Arnica 9 CH*, 3 granules 3 fois par jour, pour surmonter le choc tissulaire inévitable.

Vous pouvez repérer votre utérus juste aux alentours de votre ombilic : un peu au-dessus, au même niveau, puis les jours suivants au-dessous, vous pouvez palper les bords d'un globe dont la taille varie entre celle d'un gros melon et celle d'un pamplemousse. Lorsque vous ne ressentirez plus rien, votre utérus aura repris sa place et ses dimensions initiales.

Les pertes de sang ou « lochies »

Le mot « lochies » désigne les pertes de sang qui surviennent après un accouchement, processus physiologique proche de celui des règles puisqu'il s'agit de débris de muqueuse utérine, associés aux caillots provenant de la plaie placentaire, qui sont expulsés. Leur apparence varie avec le temps : sanglante les deux ou trois premiers jours, puis sanguinolente, pour s'éclaircir après huit jours et devenir séreuse (ce ne sont plus alors que des sécrétions lymphatiques).

À SAVOIR

Un utérus non gravide mesure en moyenne 7 cm de long et 4,5 cm de large et sa capacité est de 2 à 3 ml. Cette capacité est de 4 à 5 l lors d'une grossesse à terme.

Généralement, après la première semaine elles se tarissent, mais elles peuvent durer beaucoup plus longtemps sans que cela soit le signe d'une anomalie, à condition qu'elles restent modérées et inodores. Les lochies dans l'utérus sont stériles, mais des germes microbiens provenant des voies génitales peuvent les infecter : si leur odeur devient fétide, il faut le signaler à la sage-femme.

L'œdème vulvaire

Après la distension que la vulve a subi au moment de l'expulsion du bébé, celle-ci se retrouve béante ; mais rapidement, dans les jours qui suivent, elle récupère sa tonicité, le plus souvent sans séquelles.

CONSEILS DE SAGE-FEMME

• Pour guérir rapidement vos lésions et permettre à votre corps de récupérer, reposez-vous beaucoup.

• Cependant, même si vous êtes endolorie, faites l'effort de remarcher dès que les effets de la péridurale s'estompent. De petites séances de marche alternant avec de grandes périodes de repos vous permettront de prévenir les risques de phlébite dus au ralentissement de l'activité sanguine dans le post-partum.

Parfois, un œdème des lèvres plus ou moins important et douloureux peut perdurer quelques heures. Il s'accompagne alors d'une impression de pesanteur très inconfortable entre les jambes. La prise d'anti-inflammatoires et d'analgésiques permet de surmonter rapidement ce traumatisme.

Des soins pour vous soulager

• Prenez une douche matin et soir, mais pas de bain parce que votre col de l'utérus n'est pas encore totalement refermé.
• Changez souvent de garnitures hygiéniques.
• Tamponnez, à l'aide de compresses humidifiées à l'éosine aqueuse à 2%, les petites éraillures qui vous brûlent.
• **En cas d'œdèmes**, prenez un bain de siège d'eau argileuse (argile verte concassée).
• Demandez des glaçons et un doigtier d'examen ou un gant et confectionnez-vous une «vessie de glace» pour lutter contre l'inflammation des tissus. Recouvrez-la de compresses stériles.

La cicatrisation de l'épisiotomie

Le plus souvent, la plaie périnéale cicatrise rapidement. Mais cette cicatrisation ne se fait pas sans douleur. Son emplacement la rend très inconfortable.
Prenez des antalgiques au moins pendant cinq jours et prévoyez une bouée d'enfant ou deux petits coussins pour vous asseoir.

Au 5e jour, les fils seront enlevés et vous serez soulagée. S'il s'agit de fils résorbables, cela risque d'être un peu plus long (cependant ces derniers ont tendance à s'assouplir avec le temps, et ils se défont sans intervention). Si vous ressentez trop de tension, un fil résorbable trop serré peut être coupé pour en neutraliser l'effet douloureux. En principe, au bout de huit jours, la cicatrise d'épisiotomie n'est plus douloureuse. Si elle l'est encore, il faut remédier à la tension des fils encore en place ou vérifier qu'il ne se produit pas une complication (œdèmes, hématomes ou infection de la plaie).

Pour vous soigner

Prenez une douche matin et soir.
Après chaque miction, vaporisez sur la zone vulvaire et périnéale des brumisations d'eau qui activeront la cicatrisation. Ou lavez la plaie avec une ampoule de sérum physiologique.
Tamponnez la plaie avec des compresses stériles enduites de bétadine dans les premiers jours, puis avec de l'éosine aqueuse à 2 %. Séchez bien avec des compresses.
Pour activer la cicatrisation, ventilez la cicatrice à l'aide d'un sèche-cheveux (sur la position la moins chaude) pendant quelques minutes chaque jour.

En cas de douleurs persistantes après deux à trois jours de soins, préparez des cataplasmes d'argile verte concassée délayée dans de l'eau froide (*voir encadré ci-contre*).

N'oubliez pas l'homéopathie :
En plus de l'*Arnica 9 CH*, prenez *Staphysagria 5 CH*, 5 granules matin et soir.

PRÉPARER UN CATAPLASME D'ARGILE

Mélangez des cailloux d'argile verte dans de l'eau de source de manière à constituer une pâte assez épaisse.

Utilisez de préférence un récipient en terre et une cuillère en bois.

Ouvrez deux compresses en grand pour constituer l'enveloppe du cataplasme.

Changez-le toutes les deux heures.

Les premières heures après une césarienne

Que vous veniez de subir une césarienne programmée en fin de grossesse ou effectuée en urgence au cours du travail, dans les deux cas il s'agit d'une intervention chirurgicale avec les suites physiques post-opératoires que cela implique.

À SAVOIR

Le nombre des césariennes est en constante progression : aujourd'hui, 18 à 20 % des naissances se produisent par césarienne contre seulement 11 % en 1981.

Les suites post-opératoires

Suivant le type d'anesthésie qui a été pratiqué, les cas de figure sont très différents. Actuellement, plus de 90 % des césariennes sont réalisées sous anesthésie loco-régionales, c'est-à-dire sous péridurale ou rachi-anesthésie. L'anesthésie générale est en principe utilisée lorsqu'une contre-indication ne permet pas d'envisager la péridurale ou lorsque les gestes opératoires doivent être pratiqués en extrême urgence pour améliorer le pronostic vital d'un bébé présentant des signes de dangereuse souffrance fœtale.

Après une anesthésie générale

Tout s'est déroulé sans stress ni douleur, il vous faut maintenant récupérer pour pouvoir « rencontrer votre bébé », vous n'êtes provisoirement pas en état de l'accueillir, vous vous sentez dans un état de confusion mentale perturbant. Vous allez rester en salle de réveil trois à quatre heures jusqu'à votre réveil complet comme après n'importe quelle intervention chirurgicale.

Les sensations de réveil ne sont pas agréables, car physiquement vous ressentez un malaise général avec des frissons et un état nauséeux. Comme vous avez été intubée, votre gorge est irritée. Mais toutes ces réactions secondaires normales vont rapidement s'estomper et l'analgésie va prendre le relais de l'anesthésie.

Si votre compagnon est près de vous et qu'il vous parle de votre enfant dont il a surveillé les soins, vous surmontez encore plus rapidement ces moments pénibles. Le bonheur est le meilleur des antalgiques.

Après une péridurale

La péridurale est beaucoup plus souvent utilisée que l'anesthésie générale parce qu'elle présente des avantages incontestables. Son seul inconvénient est qu'il n'est pas très agréable d'assister à sa propre intervention chirurgicale (lorsque l'opération est programmée, une préparation mentale sophrologique est très efficace pour surmonter ce désagrément).

Vous avez pu accueillir votre enfant, vous l'avez mis au monde consciemment, ce fait ne peut que limiter le sentiment de frustration qui peut surgir après une césarienne. Et vos suites post-opératoires vont être beaucoup plus faciles à vivre.

Vous restez en salle de réveil jusqu'à ce que vos sensations motrices des membres inférieurs soient normales et que vous puissiez de nouveau mobiliser vos jambes. Il vous est parfois proposé de conserver pendant vingt-quatre heures le mécanisme de la péridurale pour obtenir une analgésie post-opératoire loco-régionale, mais les produits injectés à ce moment n'agissent que sur la douleur et vous permettent de marcher. Néanmoins, il peut être inconfortable de maintenir en place trop longtemps le cathétaire qui occasionne parfois des douleurs lombaires.

À SAVOIR

Quel que soit le mode anesthésique employé, la perfusion, très utile pour les injections intraveineuses d'antibiotiques et d'analgésiques, et la sonde urinaire, nécessaire tant que vous ne pouvez pas aller aux toilettes en marchant, seront maintenues en place en moyenne pendant vingt-quatre heures.

Le traitement de la douleur : une priorité absolue

Les douleurs post-opératoires peuvent être surmontées par divers modes d'administration de plus en plus efficaces et sans risque pour le nouveau-né allaité. Elles durent environ quarante-huit heures et la règle est de les neutraliser par une analgésie efficace pendant trois jours minimum.

En pratique

Dès la fin de la suturation des tissus, une analgésie le plus souvent multimodale doit prendre le relais de la technique anesthésique utilisée. L'emploi de la **morphine** à dose faible mais efficace, associée à un ou plusieurs autres analgésiques est désormais habituel. Le risque de dépression respiratoire est alors négligeable et la surveillance post-opératoire en est simplifiée.

• **Un système de pompe** à morphine en injection intraveineuse peut être mis en place.

• Autre possibilité : la césarienne n'étant pas une chirurgie abdominale traditionnelle, boisson et alimentation ne sont pas interdites et par conséquent les médicaments analgésiques peuvent être pris par la bouche. Le **paracétamol** pris par voie orale est le médicament le plus employé, car, comme la morphine utilisée à faible dose, il ne présente aucun risque pour votre bébé même s'il passe dans le lait maternel. Il sera prescrit systématiquement au minimum pendant trois jours, voire plus.

Actuellement, quelques chirurgiens soucieux de diminuer au maximum le traumatisme opératoire de la césarienne expérimentent pour cette intervention un protocole simplifié. Cette nouvelle technique supprime l'usage de la sonde urinaire, et la pose d'agrafes et de fils pour suturer la plaie cutanée est remplacée par une colle biologique résorbable. L'analgésie post-opératoire prenant le relais de l'anesthésie immédiatement après l'intervention, la mère peut plus rapidement retrouver sa motricité musculaire pour aller aux toilettes. L'inconfort post-opératoire est surmonté plus rapidement.

CONSEIL

À notre époque, il est inadmissible de souffrir de douleurs post-opératoires après une césarienne. N'ayez aucune réticence à prendre des analgésiques, même si vous désirez allaiter. Le temps de prescription étant réduit, les effets secondaires sur votre bébé sont négligeables. Le plus important est d'établir des liens affectifs avec votre enfant sans être perturbée par la douleur.

L'homéopathie après une césarienne

L'homéopathie peut améliorer les suites d'une césarienne. En agissant en synergie avec le traitement allopathique, elle en améliore l'efficacité et réduit considérablement le temps de l'inconfort.

• Pour surmonter le choc opératoire et anesthésique, prenez *Opium 9 CH*, 3 granules 3 fois par jour, et *Arnica 9 CH*, 3 granules 3 fois par jour.

• Pour combattre l'inconfort des gaz et pour faciliter la reprise du transit intestinal et éliminer les effets des drogues employées, prenez *Raphanus 5 CH*, 2 granules 3 fois par jour, et *Nux Vomica 9 CH*, 2 granules 3 fois par jour.

• Pour cicatriser plus rapidement, prenez *Staphysagria 5 CH*, 5 granules matin et soir.

• Si votre fatigue est excessive et que vous êtes déjà déprimée, prenez une dose de *Sépia 30 CH*, vous serez très surprise du résultat.

Analgésiques et allaitement

L'anesthésie générale retarde la première tétée. Ne vous inquiétez pas, les produits anesthésiques ayant passé la barrière placentaire, votre nouveau-né est souvent lui aussi somnolent pendant votre réveil. S'il ne présente aucun problème particulier, il suffit pour le moment qu'il soit placé près de vous, le plus tôt possible.

Dans le cas rare où votre état ne permettrait pas la mise au sein dans les premières vingt-quatre heures, quelques biberons de substitution ne remettent pas définitivement en cause l'établissement d'un allaitement maternel harmonieux. Ne vous focalisez pas sur cette déconvenue, la situation est rattrapable. Si la mise au sein précoce est l'un des facteurs de réussite de l'allaitement, rappelez-vous que c'est la motivation profonde qui en est le moteur. Il vous faut l'exprimer haut et fort avant l'intervention. Après une anesthésie loco-régionale, la première mise au sein peut avoir lieu sans retard dès la deuxième heure comme pour un accouchement normal.

Dans les deux cas, le problème majeur pour mettre votre enfant au sein est l'inconfort provoqué par les sutures abdominales. Dans les premiers temps, vous ne pouvez pas allaiter sans être secondée pour installer votre bébé, n'hésitez donc pas à demander de l'aide, même la nuit. La position allongée, le bébé contre vous, permet qu'il ne pèse pas sur votre ventre. Lorsque vous pourrez vous asseoir, protégez votre ventre par un coussin et posez votre enfant dessus.

Avant la sortie de la maternité

Dans les premiers jours, auxiliaires puéricultrices et pédiatre sont très proches de vous, non seulement pour s'occuper de votre nouveau-né (l'examiner, le changer, faire sa toilette, surveiller la mise au sein ou la prise du biberon), mais également pour vous enseigner les gestes indispensables.

À SAVOIR

Si vous n'avez pas accouché par césarienne, dès le lendemain de la naissance, vous serez peut-être surprise que votre bébé soit déjà, en partie, confié à vos soins.

Apprenez à manipuler en douceur votre bébé

Vous êtes entourée à la maternité, et c'est le moment d'en profiter. Apprenez ce que vous croyez ne pas savoir: comment donner le bain, enfiler un vêtement ou nettoyer le cordon ombilical, et posez toutes les questions qui vous viennent à l'esprit. Observez les gestes de l'auxiliaire puéricultrice, refaites-les devant elle, entraînez-vous, prenez confiance en vos capacités.

Votre bébé n'est pas aussi fragile que vous l'imaginez dans les premiers temps. Le plus important est de ne pas le prendre sans tenir sa tête : il faut toujours passer une main derrière sa nuque. En effet, à la naissance, les muscles du cou et de la colonne vertébrale du bébé manquent de tonus ; lorsqu'il est assis ou tenu dans les bras, sa tête tombe en avant ou en arrière. Ce n'est que vers deux mois que l'enfant commencera à tenir sa tête. Il est donc indispensable au cours de n'importe quelle manipulation de maintenir sa tête en appui.

Reportez-vous au chapitre suivant pour les conseils concernant les soins et la toilette de votre bébé.

Le dépistage d'éventuelles maladies

Le test de Guthrie

Avant la sortie de la maternité, une prise de sang effectuée au pied ou à la main de votre bébé va permettre le dépistage précoce de plusieurs maladies rares d'origine génétique. Ce prélèvement réalisé au 3e ou au 4e jour est obligatoire pour tous les nouveau-nés et il fait partie d'un programme national de dépistage. Quelques gouttes de sang suffisent pour remplir les cases d'un papier buvard envoyé au laboratoire spécialisé dans cette recherche.

Quelles sont les maladies dépistées par le test de Guthrie ?

La phénylcétonurie

- 1 cas sur 16000 naissances

Dépistée depuis 1967, cette maladie est due à un taux anormal dans l'organisme de la phénylalanine normalement transformée en un autre acide aminé : la tyrosine. La phénylalanine en excès empêche un développement cérébral normal et aboutit progressivement à une déficience mentale profonde.
Traitement : un régime alimentaire spécial, pauvre en phénylalanine (qui se trouve dans les protéines animales) permet une croissance cérébrale normale des enfants atteints.

CONSEIL
Ne vous alarmez pas si votre bébé a un petit pansement à la main ou au pied. Prenez-le dans vos bras pour le consoler.

L'hypothyroïdie

• 1 cas sur 4000 naissances

Cette maladie est due à une sécrétion insuffisante de l'hormone thyroïdienne, la thyroxine.
Traitement : l'administration quotidienne, durant toute la vie, de thyroxine permet un développement physique et intellectuel normal de tous les bébés hypothyroïdiens dépistés.

L'hyperplasie des surrénales

• 1 cas sur 16000 naissances

Cette maladie résulte d'une production anormale des hormones surrénaliennes. Ce dysfonctionnement peut être la cause d'une déshydratation aiguë, d'une croissance ralentie, d'un défaut de sécrétion de cortisone et, chez la petite fille, d'une production excessive d'hormones «masculinisantes» qui peut modifier les organes génitaux externes.
Traitement : l'administration à vie d'hormones surrénaliennes garantit une vie normale aux enfants présentant cette anomalie. Elle prévient en particulier les signes de masculinisation chez la petite fille.

La drépanocytose

Cette maladie étant fréquente en Afrique et dans les départements d'outre-mer, ce dépistage n'est effectué que chez les bébés originaires des pays et des régions à risque.

Elle se définit par des troubles de l'hémoglobine et se traduit par une anémie chronique.
La forme la moins grave de la maladie est transmise par un seul parent, la plus grave par les deux parents. Elle peut être la cause de complications vasculaires, d'altération des fonctions de la rate, et elle favorise les infections.
Traitement : il est surtout préventif et consiste notamment en des vaccinations contre les infections lors des premières années et en une prise régulière d'antibiotiques.

À SAVOIR

Au cours de l'examen du 8e jour, le médecin établit un certificat qu'il faut impérativement envoyer à la caisse d'allocations familiales pour avoir droit aux prestations. Deux autres consultations pédiatriques obligatoires auront lieu aux 9e et 24e mois.

La mucoviscidose

- 1 cas sur 3500 naissances

Cette maladie se caractérise par une viscosité anormale des sécrétions (elle peut également toucher les sécrétions pancréatiques et intestinales). Elle peut évoluer vers une insuffisance respiratoire très grave. Le gène de la maladie doit être transmis par les deux parents pour que celle-ci se développe. À la naissance, la maladie peut être révélée par une détresse respiratoire, un ictère ou un retard de l'évacuation méconiale.

S'il n'existe pas, à ce jour, de traitement curatif, le diagnostic précoce de la maladie permet de mieux prendre en charge les enfants atteints et d'améliorer leur qualité de vie.

L'examen de votre bébé avant la sortie

L'examen obligatoire du 8e jour mentionné sur le carnet de santé est devenu, en raison des sorties précoces, l'examen de sortie du 3e au 5e jour après un accouchement normal ou du 5e au 7e jour après une césarienne selon que vous avez eu le choix de rentrer chez vous avec une surveillance à domicile de sage-femme ou de rester deux jours de plus à la maternité (*voir p. 57*).

Cet examen a pour but le dépistage de toute anomalie physique ou neurologique, il est également un temps d'information et d'échanges. Le pédiatre contrôle le bon démarrage de l'allaitement, s'assure que la perte de poids normale des premiers jours reste inférieure à 10%, que l'ictère physiologique est en régression. Il répond à vos questions, donne des conseils de prévention et, en cas de doutes, prescrit des examens complémentaires. Lors de cette consultation, le médecin établit un certificat et transcrit les résultats des tests et de son observation sur le carnet de santé de votre bébé.

Il est préférable que votre bébé soit examiné avant une tétée pour ne pas troubler sa digestion. Il doit être réveillé et manipulé en douceur et vous devez être présente.

L'auscultation cardiaque

L'auscultation cardiaque normale du nouveau-né n'exclut pas totalement l'apparition plus tardive d'une anomalie, heureusement peu fréquente. *A contrario*, un petit souffle au cœur sans gravité peut être entendu et disparaître spontanément dans les jours ou les semaines qui suivent. Dans ce cas, il s'agit seulement d'un retard dans les modifications cardiaques qui se produisent normalement à la naissance, au moment de la disparition de la circulation ombilicale et de l'ouverture du système respiratoire pulmonaire.

L'examen de la peau

Quelques jours après la naissance, le *vernix caseosa* a disparu, la peau est moins rouge, elle desquame surtout au niveau des extrémités des membres et souvent un duvet très fin et abondant se retrouve au niveau des joues, du front, sur les épaules, le dos et les membres.

Toujours inquiétantes, surtout esthétiquement, les éruptions et les taches cutanées disparaissent spontanément. C'est le cas de :

• **L'érythème toxique**, bénin malgré son nom. Des sortes de macules micro-vésiculeuses un peu enflammées peuvent apparaître dans les six premiers jours, puis disparaître.

• **Le milium**. Il peut être localisé sur les ailes du nez ou le menton ; il s'agit de l'éruption de petits boutons blancs qui disparaît en quelques jours.

• **Les angiomes**. Ce sont des taches rouges qui siègent sur les paupières, sur la nuque ou à la racine des cheveux et qui vont régresser spontanément et complètement en un ou deux ans.

• **Les taches bleu ardoise**. Elles s'observent parfois sur les bébés d'origine africaine ou orientale au niveau de la région lombaire et des fesses, et s'estompent également sans aucun traitement.

• **L'ictère physiologique**. À l'observation, il s'agit d'une coloration jaune de la peau, du blanc de l'œil et parfois même des muqueuses. Cette jaunisse bénigne touche 20 à 40 % des nouveau-nés, surtout ceux nés prématurément. Son apparition a lieu au plus tôt quarante-huit heures après la naissance, avec un pic d'évolution vers le 5e jour, suivi d'une régression progressive en une huitaine de jours. Les selles et les urines ne subissent aucune modification. L'ictère physiologique modéré régresse spontanément en quelques jours.

L'ictère physiologique est dû à l'accumulation anormale dans le sang de bilirubine. En temps normal, les globules rouges sont renouvelés en permanence et leur destruction entraîne une libération de l'hémoglobine que la bile du foie doit transformer en bilirubine. À la naissance, le nouveau-né possède un taux élevé de globules rouges qui était destiné à lui faire mieux supporter un manque d'oxygène éventuel au moment de l'accouchement, et son foie immature a des difficultés à traiter un taux trop élevé d'hémoglobine.

Même si, dans le cas le plus fréquent, l'ictère du nouveau-né est sans gravité, il doit être surveillé par des dosages sanguins de la bilirubine

À SAVOIR

La desquamation de la peau chez le nouveau-né est un phénomène normal lié au passage de la vie aquatique *in utero* à la vie aérienne, avec les conséquences de déshydratation cutanée que cela entraîne.

À SAVOIR

La fréquence cardiaque d'un nouveau-né est de 120 à 140 battements par minute, mais elle peut atteindre 200 battements par minute lorsqu'il pleure.

CONSEIL

Notez sur un carnet les conseils donnés par le médecin en ce qui concerne l'allaitement, la prise de vitamines (vitamine D Fluor et, pour les nourrissons nourris exclusivement au sein, vitamine K), les soins de l'ombilic, la date de la prochaine consultation obligatoire ou celles des vaccinations, etc. Notez également les éventuels examens particuliers à prévoir tels que l'échographie des hanches en cas de suspicion de luxation.

RARE ET MOINS GRAVE

Une incompatibilité entre les groupes sanguins A, B et O peut aussi survenir lorsque la mère est du groupe O. Elle est rare et moins grave que l'incompatibilité Rh. Des anticorps maternels « anti-A » ou « anti-B » peuvent franchir le placenta et le bébé, s'il est du groupe A ou B correspondant, peut présenter comme pour l'incompatibilité Rh un ictère qui demande lui aussi une surveillance rigoureuse.

lorsqu'il devient intense, car un taux trop élevé peut atteindre le système nerveux. Le traitement est la photothérapie (action de la lumière sur la peau), le bébé est alors exposé quelques heures sous une lumière artificielle.

• **Les autres ictères**

Ils ne peuvent être confondus avec l'ictère physiologique, car ils n'en ont pas les caractéristiques. À part l'ictère au lait maternel plus tardif et persistant, mais tout aussi bénin que l'ictère physiologique, les autres manifestations ictériques sont rares mais en général alarmantes et demandent une prise en charge thérapeutique spécifique (infection néonatale, anomalie des voies biliaires, hépatite…).

Le cas particulier de l'incompatibilité Rhésus

(mère Rh– et père Rh+ = bébé Rh+)

Maladie redoutable il y a encore quelques décennies, elle est devenue très exceptionnelle et devrait même disparaître, tant les mesures de surveillance et de prévention dont elle fait l'objet sont efficaces. Un sérum « anti-D » est systématiquement injecté à toute femme Rh négatif après un accouchement, un avortement, une amniocentèse ou une grossesse extra-utérine. Pendant la grossesse, les risques pour l'enfant ont été évalués par une recherche des agglutinines irrégulières dans le sang maternel, preuve d'une réaction provoquée par quelques globules rouges fœtaux ayant passé la barrière placentaire.

L'examen du crâne

Le crâne d'un nouveau-né est souvent déformé par un chevauchement des sutures osseuses, par une bosse sérosanguine ou un céphalhématome, séquelles sans gravité du passage de la tête dans le bassin et les voies génitales maternelles.

La souplesse de la structure céphalique a non seulement été prévue pour faciliter le cheminement et la sortie de la tête, mais également pour permettre la croissance future du cerveau.

La bosse sérosanguine est une tuméfaction sous-cutanée bénigne qui apparaît sur le crâne d'un nouveau-né après une pression trop importante exercée sur la voûte crânienne (le plus souvent après l'emploi de forceps). Elle régresse spontanément et disparaît en quelques jours. En se résorbant, elle provoque ou aggrave un ictère par dégradation de l'hémoglobine qu'elle contenait.

Le céphalhématome est un épanchement sanguin situé sous le périoste de la voûte crânienne. Il siège surtout au niveau de l'os pariétal et il est toujours limité par les sutures. Les causes du céphalhématome sont les mêmes que celles de la bosse sérosanguine (plus superficielle, elle peut chevaucher les sutures). Il se résorbe en quatre à huit semaines et provoque parfois également un ictère. Très rarement, il peut se produire une calcification inesthétique.

L'appareil loco-moteur

L'examen des membres et des extrémités permet d'observer des anomalies de position des pieds assez fréquentes : elles sont dues à la position fœtale *in utero*.

En particulier, le **pied en « varus »** désigne un pied qui tourne vers l'intérieur. D'autres anomalies de position peuvent toucher d'autres parties du corps. En général, toutes ces mauvaises positions se corrigent spontanément sans intervention. Si elles perdurent, quelques séances de kinésithérapie peuvent être prescrites.

La luxation congénitale de la hanche unilatérale ou bilatérale peut être dépistée lors de cet examen par une manœuvre dite d'Ortolani, qui permet de mettre en évidence un ressaut lorsque l'on manipule les articulations des hanches du bébé. Le moindre doute sur l'instabilité de l'articulation doit être confirmé ou infirmé par une échographie.

Le traitement de la luxation congénitale de la hanche est astreignant, mais simple et efficace. Pour que tout rentre dans l'ordre, il suffit de langer le bébé en « abduction », c'est-à-dire les jambes écartées, pendant trois à quatre mois.
Un lange orthopédique a été conçu pour maintenir cette position en permanence. Il ressemble à une culotte rigide – presque un plâtre –, fermée par des velcro. Seul inconvénient : il ne faut pas trop manipuler l'enfant, ce qui limite les changes au minimum. Une protection systématique des fesses avec une bonne couche de pommade protectrice ou de liniment (Oléocalcaire) est indispensable.

La palpation

La palpation de différentes parties du corps du bébé fait partie intégrante de l'examen médical.

Les fontanelles

La fontanelle antérieure, de forme losangique, peut être de taille variable. En moyenne, elle fait 2 cm de côté. Sa palpation permet de sentir battre un vaisseau sanguin.
La fontanelle postérieure est beaucoup plus petite, aussi sera-t-elle la première à se refermer. La fontanelle antérieure se refermera en moyenne entre quinze à dix-huit mois, voire pas avant vingt-quatre mois sans que cela soit alarmant.

À SAVOIR

Le dépistage échographique ou radiologique de la luxation congénitale de la hanche doit être systématique si le bébé s'est présenté par le siège décompleté car, *in utero*, les jambes du fœtus étaient remontées le long de son corps, ses pieds se retrouvant alors au niveau de sa tête. Cette position peut entraîner le déplacement des têtes fémorales qui ne sont plus totalement englobées par les cavités cotyloïdes des os iliaques. Mais la luxation congénitale de la hanche peut être également héréditaire et plus fréquemment dépistée chez les bébés originaires de certaines régions.

CONSEIL

Ne soyez pas trop impressionnée lorsque vous touchez ou lavez la tête de votre bébé : les fontanelles, surtout la plus grande, ne sont pas aussi fragiles qu'elles le semblent. La membrane ou dure-mère qui les protège est souple et très résistante.

L'examen du cou

La palpation du cou permet de repérer une éventuelle fracture de la clavicule ou un hématome intramusculaire, séquelles traumatiques de la sortie des épaules au moment de l'expulsion. Cette fracture est sans gravité, les os des bébés se consolidant rapidement. Il faut tout de même manipuler un enfant qui a subi ce type de traumatisme avec encore plus de douceur qu'un autre et calmer sa douleur à l'aide d'antalgiques.

L'examen de l'abdomen

Il faut palper l'abdomen seulement lorsque l'enfant reste calme, la paroi musculaire est faible, cette fragilité peut être la cause de petite hernie au niveau de l'ombilic ou à localisation inguinale, ou encore d'un diastasis des grands droits, c'est-à-dire un intervalle entre les muscles abdominaux. Le foie doit être palpé à 1 ou 2 cm du rebord costal. La rate ne doit pas être perçue sous les doigts de l'examinateur.

Dans les plis des cuisses, la recherche des pouls fémoraux atteste de la normalité du fonctionnement de l'aorte et donc de la bonne vascularisation du corps par le sang oxygéné provenant des poumons.

À SAVOIR

Un hypospadias désigne l'anomalie de position de l'orifice urétral et nécessite l'intervention d'un urologue pour évaluer l'intégrité des voies urinaires et, en cas d'anomalies avérées, décider d'un traitement chirurgical approprié.

Les organes génitaux

Chez le garçon

Il faut vérifier l'emplacement des testicules bien à leur place dans les bourses ou juste au-dessus dans le canal inguinal. S'ils sont encore dans l'abdomen, il faudra les surveiller, et si la descente n'a pas eu lieu après deux ans, il faudra intervenir chirurgicalement.

Le prépuce recouvre la verge et il est très fréquent de ne pas pouvoir décalotter le gland. Il est vivement déconseillé de pratiquer un décollement manuel des adhérences. C'est le pédiatre qui prendra cette décision lorsque l'enfant aura deux ans.

Lorsque l'orifice préputial est particulièrement resserré, il s'agit d'un **phimosis** qui justifiera une circoncision chirurgicale. La circoncision religieuse s'effectue rituellement au domicile familial lorsque le bébé a huit jours. La cicatrisation demande quelques jours et des soins d'hygiène fréquents et rigoureux. Il convient également de repérer le méat urinaire qui doit normalement être situé à l'extrémité du gland.

Chez la fille

La vulve est transitoirement hypertrophiée et il est fréquent d'observer un écoulement vaginal normal dans les premiers jours. Les petites lèvres peuvent être collées : il est facile de les séparer à l'aide d'une petite sonde.

L'examen neurologique

L'examen neurologique permet d'établir dans les premiers jours une certaine maturité neurologique en rapport avec l'âge gestationnel. Un prématuré ne peut pas avoir les mêmes réactions à l'examen qu'un nouveau-né à terme. Cet examen se base sur l'appréciation du tonus musculaire de l'enfant et sur ses réactions aux réflexes archaïques.

Le tonus post-natal

Le nouveau-né à terme présente normalement un tonus musculaire important au niveau des fléchisseurs des membres. Cette tonicité naturelle des premières semaines se retrouve à tous les niveaux : il est difficile de lui allonger les jambes et les bras qu'il garde toujours un peu fléchis, et ses doigts sont repliés sur les paumes de ses mains.

Ce phénomène musculaire varie en fonction de la maturité mais aussi de la normalité et de l'état de santé du bébé. Un prématuré est plus hypotonique qu'un nouveau-né à terme.

Le tonus post-natal fait l'objet d'un examen détaillé effectué par le pédiatre qui recherche le tonus passif en évaluant le degré de résistance musculaire au niveau des différents segments des membres du bébé. Le tonus actif sera contrôlé par le redressement de certaines parties du corps, en réponse à certaines manœuvres pratiquées par le médecin.

Recherche du tonus passif

L'examinateur évalue un certain nombre d'angles caractéristiques du tonus passif, tels que :

• l'angle poplité qui correspond à l'ouverture maximale du genou (90° à terme) ;
• l'angle des abducteurs qui représente l'écart maximum obtenu entre les deux cuisses lorsque les jambes sont allongées (30° à terme) ;
• les angles du pied sur la jambe et de flexion de la main sur l'avant-bras qui approchent l'angle à 0°.

D'autres manœuvres peuvent être effectuées, entre autres :

• la manœuvre « talon-oreille », l'enfant sur le dos, les membres inférieurs relevés et rapprochés de sa tête ;
• la manœuvre du foulard, le bras de l'enfant étant enroulé autour du cou, il faut noter la position du coude par rapport à la ligne médiane.

Recherche du tonus actif

À la différence du tonus passif naturel et non contrôlable par l'enfant, le tonus actif est une réponse à une stimulation, c'est-à-dire à une situation provoquée par l'examinateur. Le médecin met alors en évidence les capacités de redressement des différentes parties du corps en

À SAVOIR

À partir de trois mois, l'influence de la position fœtale et l'hypertonicité des membres vont disparaître, votre bébé pourra commencer à jouer avec ses mains libérées de leur tension.

CONSEILS

Il est capital que vous assistiez à ce premier examen complet de votre bébé par le pédiatre, car c'est un moment privilégié où vous pouvez exprimer tous vos doutes et poser toutes les questions qui vous taraudent.

Pensez à renseigner le médecin sur vos antécédents familiaux (allergies, maladies génétiques, malformations, surdité...) pour qu'il repère une situation à risques.

réponse à certaines sollicitations. Par exemple, l'examinateur aide le bébé à s'asseoir en le prenant par les mains, ce qui a pour effet de lui faire redresser sa tête.

Assis, le bébé contrôle sa tête le temps d'une à deux secondes. Mis sur ses jambes, il les contracte en extension.

Les réflexes archaïques du nouveau-né

Il s'agit d'un ensemble de tests qui mettent en évidence des réactions motrices involontaires propres au nouveau-né.

Le réflexe de Grasping

Il suffit de placer ses index dans les mains du bébé pour qu'il les serre très fort au point qu'il est possible de le soulever sans qu'il lâche prise.

Le réflexe de Moro

Le bébé est redressé puis, relâché brusquement, il écarte les bras, tente alors de se raccrocher à un support imaginaire et replie ses bras sur son corps comme pour se protéger. La même réaction survient lorsque l'on frappe la table d'examen de chaque côté du bébé.

Le réflexe de la marche

Le bébé est soutenu sous les aisselles, penché légèrement en avant, de façon à lui permettre d'appuyer la plante de ses pieds sur un plan horizontal. Il avance alors un pied, puis l'autre : il mime la marche. L'examinateur a ainsi suscité un mouvement de marche automatique.

Le réflexe d'extension croisée

Il suffit d'immobiliser une jambe du bébé et de lui chatouiller la plante du pied pour provoquer une réaction défensive en extension de l'autre jambe qui cherche à repousser la main du perturbateur.

À SAVOIR

Votre nouveau-né peut suivre des yeux un objet que l'on déplace devant lui et il est particulièrement attiré par les visages humains, surtout le vôtre, qu'il est capable de fixer intensément.

Le contrôle de la vue et de l'audition

Le premier examen avant la sortie comprend également le dépistage de plus en plus systématique de la surdité.

L'enfant doit tourner la tête en direction de toutes stimulations sonores. Votre enfant réagit et cligne des yeux lorsque l'on tape dans les mains à côté de lui. S'il ne réagit pas, des tests auditifs seront nécessaires (emploi d'oto-émissions-acoustiques). De même, il cligne des yeux lorsque l'on approche de lui une lumière vive. Sa rétine est sensible à une excitation extérieure. Il voit, même si cette vision présente pour le moment un champ visuel limité.

Préparez votre sortie

Le temps des suites de couches dans les maternités est devenu de plus en plus court : d'une semaine après un accouchement normal, il est passé à cinq jours, et de douze jours après une césarienne à seulement sept jours. En réalité, le séjour à la maternité varie selon la région (il est plus court en Île-de-France) et lorsque l'établissement où vous avez accouché propose la sortie précoce avec suivi médical à domicile.

Les conditions requises pour une sortie précoce

Vous pouvez, si tout va bien, choisir de sortir au 3e jour (J2, l'accouchement étant J0) après un accouchement par voie basse ou au 5e jour (J4) après une césarienne, en étant assurée de bénéficier de visites de sage-femme à domicile.

Si vous faites le choix du « RPDA » (retour précoce à domicile après accouchement), quelques conditions sont nécessaires pour envisager cette sortie anticipée :

- Ce doit être votre choix par consentement éclairé.
- Le bilan de santé de votre bébé doit être satisfaisant et vous ne devez présenter aucun signe infectieux ni troubles psychologiques.
- Vous vous sentez déjà à la hauteur de vos tâches maternelles, confiante en vos capacités.
- Votre allaitement s'installe sans gros problème.
- Vous ne serez pas seule à la maison, votre compagnon peut prendre son congé de paternité au moment du retour à domicile (un assouplissement des conditions du préavis déposé auprès de l'employeur serait très utile).
- Une sage-femme libérale de votre choix ou proposée par la maternité a accepté la prise en charge de la surveillance post-partum de votre bébé et de vous-même.

Le choix de la sortie précoce

Un document de liaison vous est remis, dans lequel vous trouverez les coordonnées de la sage-femme qui va vous suivre pendant quelques jours, ainsi que votre dossier médical et une feuille de suivi à remplir au jour le jour. Vous sortez également avec quelques fournitures pour les soins : compresses stériles, protections imperméables, antiseptiques, gants et instruments jetables pour retirer fils ou agrafes, ou bien avec une ordonnance prescrivant les fournitures nécessaires.

LES MAISONS PÉRINATALES

En France, il existe une solution intermédiaire entre les suites de couches à l'hôpital et le retour précoce à domicile : en province, des maisons périnatales fonctionnent en réseau avec les maternités hospitalières. Il s'agit de petites structures de proximité dont les salles d'accouchement ont été fermées et reconverties en lieux d'accueil du post-partum. Mères et bébés y sont transportés quelques heures seulement après la naissance, et ils peuvent profiter d'un lieu plus chaleureux et intimiste tout en bénéficiant d'une surveillance médicale assurée par des sages-femmes et des pédiatres.

LE CONGÉ DE PATERNITÉ

Renseignez-vous auprès de la convention collective de votre entreprise, cette dernière peut avoir prévu pour ses employés des clauses particulières, avantageuses aussi bien pour le temps du congé que pour le maintien de l'intégralité du salaire. La Sécurité sociale ne prend à sa charge que 80 % du salaire brut avec un plafonnement qui était de 2352 euros en 2004.

Depuis janvier 2002, le congé de paternité est de onze jours consécutifs, week-end et jours fériés inclus cumulables avec les trois jours accordés au moment de la naissance. La demande de ce congé doit être faite un mois avant le début du congé par lettre recommandée avec accusé de réception. Il est nécessaire de mentionner la date présumée de l'accouchement et le début et la fin des congés. Des précisions pas toujours faciles à respecter lorsque c'est la nature qui décide! Une copie de l'acte de naissance de l'enfant ou du livret de famille doit être envoyée à la caisse primaire d'assurance maladie pour prouver la filiation.

Ce que vous devez faire

Dès votre arrivée à la maison, vous prenez contact avec votre sage-femme et vous convenez ensemble de la première visite qui doit avoir lieu dès le lendemain. Les visites suivantes peuvent avoir lieu tous les jours ou tous les deux jours. Cette répartition est à l'appréciation de la sage-femme après la première visite, en accord avec vos propres attentes. En dehors du temps des visites, la sage-femme est pour vous un soutien téléphonique presque permanent très rassurant. La nuit, vous pouvez appeler un numéro d'urgence qui vous a été communiqué par votre maternité.

Après une sortie précoce de la maternité, en cas de complications post-partum, le nombre de visites effectuées par la sage-femme peut être prolongé, une réhospitalisation peut même être envisagée, aussi bien pour le bébé que pour sa maman (réhospitalisation conjointe le plus souvent). La décision est prise par la sage-femme en partenariat avec le réseau médical chargé du suivi.

La prise en charge de la surveillance post-natale à domicile

Elle peut, dans certains cas, se faire par l'intermédiaire du service d'hospitalisation à domicile lorsque vous avez accouché dans un hôpital de l'Assistance publique. Et pour toutes les naissances, la Sécurité sociale a prévu un forfait de surveillance « mère-bébé » remboursé à 100 % jusqu'au 7e jour après l'accouchement. Les deux premières visites étaient en 2004 facturées 46,21 euros, la 3e et les suivantes 35,61 euros avec majoration de 21 euros les dimanches et jours fériés. Dès le 8e jour, le remboursement est de 70 % hors mutuelle. Le seul obstacle à la généralisation de cette demande est actuellement le manque de sages-femmes libérales.

Votre enfant est né prématurément

Vous avez mis au monde un bébé, voire deux ou plus, bien avant la date du terme prévu. Il va vous falloir retrouver votre énergie encore plus rapidement qu'une autre maman pour venir en aide à votre petit, surtout s'il est placé dans le service de néonatologie d'un autre hôpital.

Naître prématuré

Le seuil de la prématurité se situe entre la 28e semaine de gestation et la 37e révolues.

Même si des progrès considérables ont été faits, en particulier pour la réanimation et la prise en charge des besoins du prématuré, dans des services très spécialisés techniquement et humainement, naître prématurément reste pour un enfant un risque de fragilité plus ou moins important suivant la précocité du terme et un stress très perturbateur pour son développement physique et mental. La séparation mère-enfant n'est jamais anodine.

Depuis 1998, les maternités sont classées en trois niveaux. Cette codification correspond aux possibilités médicales de prise en charge pédiatrique de chaque établissement, en particulier lorsqu'il s'agit de bébés nés prématurément :
– Niveau I : la surveillance de prématurés de plus de trente-quatre semaines peut y être assurée dès lors que leur état respiratoire ne nécessite pas d'oxygénothérapie.
– Niveau II : l'établissement cumule maternité et service indépendant de soins pédiatriques intensifs réservés aux prématurés n'ayant pas besoin d'assistance respiratoire.
– Niveau III : service de réanimation néo-natale associé à une maternité qui accueille les grossesses pathologiques ou «à risques» comme les grossesses multiples. Il s'agit de services de haute technicité où sont pris en charge les grands prématurés et tous les bébés présentant une détresse respiratoire par manque de maturité pulmonaire.

LE NIDCAP

Ce **programme néo-natal individualisé d'évaluation et de soutien du développement** du prématuré a été mis au point à l'université de Harvard. Il implique l'observation comportementale de l'enfant associée au partenariat des parents pour optimiser les effets des traitements et en diminuer la durée avec, pour finalité, l'obtention d'une stabilité comportementale équivalente à celle d'un bébé né à terme.

La mise en application de ce programme a permis une adaptation de la technique au décodage des signaux envoyés par l'enfant, mais c'est surtout la pratique du peau à peau mère-bébé (ou père-bébé) qui s'est révélée être une véritable thérapie.

Un bébé né avant 29 semaines

Son poids peut-être inférieur à 1 000 g, sa survie dépend de sa prise en charge immédiate par un service de néo-natalogie de niveau III ; même dans ces conditions, le pronostic vital reste aléatoire.

Né entre 29 et 31 semaines

Il s'agit d'un grand prématuré. Il pèse entre 1 000 g et 1 500 g. Il peut bénéficier d'un programme néo-natal individualisé d'évaluation et de soutien du développement ou NIDCAP, dans un service spécialisé où il pourra achever son développement sans séquelles graves.

Né entre 31 et 35 semaines

Il fait partie de ceux qui seront les plus aptes à tirer parti des progrès de la réanimation et de la surveillance néo-natales. Le NIDCAP, programme individualisé, utilisé en Europe comme aux États-Unis, lui permettra d'évoluer normalement vers la maturité.

Né entre 35 et 37 semaines

Tout dépend de la maturité pulmonaire de l'enfant, mais dans bien des cas, lorsque celle-ci est normale, le bébé peut rester au sein de la maternité où il est né et souvent il rentre à la maison en même temps que sa maman.

La 37e semaine

Malgré les progrès médicaux, la 37e semaine reste la limite fatidique qui signe la maturité pulmonaire indispensable pour les échanges gazeux sans assistance.

Avant la 37e semaine, les alvéoles pulmonaires ne sont pas encore opérationnelles, elles ne sont pas encore tapissées de surfactant, cette substance dite «tensio-active» qui joue un rôle capital dans le mécanisme de la respiration. Sans sécrétion de surfactant, la motricité alvéolaire n'existe pas et le bébé ne peut respirer que sous ventilation assistée. On parle alors de la maladie des membranes hyalines. Des prématurés peuvent présenter les signes de cette maladie même lorsqu'ils naissent quelques jours seulement avant la fin de la 37e semaine.

Un prématuré peut poser une multitude de problèmes, entre autres :
• une fragilité aux infections ;
• son système nerveux inachevé a besoin de stimulations et d'affectivité pour se développer normalement ;
• l'immaturité de son foie trop lent à transformer la bilirubine (résultat de la destruction des globules rouges) entraîne souvent l'apparition d'un ictère ;
• il peut également être sujet à l'anémie ou mal contrôler sa coagulation avec des risques d'hémorragie cérébrale.

Être parents d'un prématuré

L'arrivée dans l'univers surmédicalisé d'un service de réanimation néonatal est une épreuve que puéricultrices et infirmières vont vous aider à surmonter.

Il y a encore quelques années, les principaux contacts entre parents et soignants se faisaient par téléphone. Les informations données portaient

À SAVOIR

Les résultats du NIDCAP aux États-Unis et en Europe sont d'ores et déjà positifs à court terme. Un réseau de recherche européen a été créé pour en démontrer les conséquences positives à plus long terme.

Une étude a démontré que les prématurés ayant bénéficié du programme NIDCAP ont eu à leur sortie un comportement proche de celui des nourrissons nés à terme.

CONSEILS

Ne comparez pas votre enfant prématuré à un enfant né à terme.

IL A BESOIN DE VOUS

Tout vous a paru trop rapide : la naissance, le transfert de votre bébé... Vous n'avez pas eu le temps de faire connaissance et, pourtant, il va falloir surmonter rapidement votre déception et recouvrer votre énergie. Votre enfant a besoin de vous.

essentiellement sur l'état et les progrès physiques du bébé. Aujourd'hui, les relations ont beaucoup changé : les nouvelles données lors des appels téléphoniques concernent également et même de manière privilégiée les progrès comportementaux de l'enfant en tant qu'individu, avec toutes les particularités que cela implique, et les parents sont désormais inclus dans les traitements car le développement affectif, émotionnel et psychique du prématuré a autant d'importance que son évolution physique.

La vision de votre enfant dans son incubateur a de quoi vous bouleverser : son physique traduit sa fragilité, sa peau paraît si fine qu'elle laisse apparaître ses vaisseaux, ses cheveux sont rares, et un duvet très fin recouvre son dos. Ses membres, ses pieds, ses mains sont très graciles. Il est attaché pour ne pas arracher tuyaux, cathéters et électrodes qui l'encombrent. Ne vous laissez pas aller au découragement. Au-delà de cette première vision difficile à supporter, remarquez les signes visant à améliorer son confort.

L'observation des grands prématurés a été l'un des facteurs qui ont permis de cerner l'activité sensorielle du fœtus dans le giron de sa mère et, *a contrario*, l'étude et la compréhension de l'environnement du bébé *in utero* ont inspiré aux soignants des idées pour améliorer le confort du prématuré.

Le sommeil du prématuré ne peut être que perturbé par la lumière, les bruits et les soins ainsi que par l'absence du rythme naturel jour-nuit. Le jour, le fœtus dormait bercé par l'agitation de sa mère ; la nuit, le calme favorisait ses phases d'éveil.

• La lumière doit être tamisée car *in utero* sa vue était peu sollicitée.

• Les bruits des appareillages peuvent être atténués au moins de temps à autre par des cassettes reproduisant les bruits intra-utérins ou des enregistrements de votre voix.

• Il faut surtout recréer l'enveloppe utérine en limitant ses contours à l'aide de linges roulés et de matelas gélatineux et favoriser la position « fœtale » où le bébé est toujours un peu replié sur lui-même.

• Enfin, les soins d'hygiène sont toujours très doux et la toilette se prolonge par des massages avec des huiles spécifiques sans parfum.

Laissez-vous guider pour apprendre à vous concentrer sur votre enfant. Faites confiance aux puéricultrices, elles savent créer dès les premiers instants une ébauche de lien entre vous, les parents, et l'enfant sous verre.

À SAVOIR

Une meilleure qualité de l'état d'éveil associée à une augmentation de la durée du sommeil peuvent être constatées chez les prématurés bénéficiant du NIDCAP. Pour améliorer le sommeil, l'observation de l'enfant joue un rôle essentiel.

CONSEILS

Investissez-vous totalement dans l'aide que vous pouvez apporter à votre enfant hospitalisé et aux soignants qui en ont la charge. Dès que vous pourrez tenir votre nouveau-né contre vous, peau à peau, votre déception va s'évanouir. Vous vous réapproprierez votre rôle de mère et votre enfant va retrouver sa sécurité affective si indispensable pour optimiser les soins dont il est l'objet.

43 000 MAMANS CONCERNÉES

Une bonne nouvelle ! Les mamans de grands prématurés (plus de six semaines avant le terme prévu) vont désormais pouvoir bénéficier d'un congé post-natal prolongé de la différence entre la date prévue de l'accouchement et la date réelle de la naissance. Cette nouvelle mesure est inscrite dans le code du travail.

Parents et partenaires

Être parents d'un enfant prématuré, c'est faire partie intégrante du protocole thérapeutique de votre enfant. Les traitements mis en œuvre sont désormais toujours associés aux contacts physico-affectifs parents-enfant. Et ce partenariat actif des parents a raccourci de manière très significative la durée des traitements et le temps d'hospitalisation.

Il est un besoin difficile à recréer artificiellement : **le manque de la mère**, de l'univers chaleureux et rassurant qu'elle représentait et de l'amour qu'elle transmettait sans même le savoir. L'amour est l'oxygène qui alimente l'énergie vitale de l'enfant, c'est-à-dire son envie de vivre et de se battre.

• **Votre bébé a besoin de votre présence** pour surmonter les épreuves de la prématurité, le lien interrompu doit être réappris. C'est le contact avec votre peau et votre voix qui lui donnent le goût à la vie et la force de supporter d'être intubé, ventilé, perfusé, alimenté par gavage et de vivre sous verre au lieu d'être protégé, bercé, aimé et heureux dans le giron de sa mère.

• **Le lait maternel est le plus approprié pour votre enfant.** Son assimilation est plus facile que celle des préparations lactées et ses anticorps augmentent la résistance de votre enfant aux infections. Cependant, comme le lait maternel est faible en protéines, un complément adapté peut être donné au prématuré.

Si votre enfant est né avant la 34e semaine, il ne tète pas encore et vous devez utiliser un tire-lait ; votre lait lui est donné par l'intermédiaire d'une sonde gastrique. Employez un tire-lait double pour rendre l'opération plus rapide et moins fastidieuse. Faites-le au moins six fois par jour pendant 10 à 15 minutes. Conservez votre lait au réfrigérateur, ne rompez pas la chaîne du froid pour le transporter et remettez-le aux soignantes dès que vous arrivez dans le service.
Il faut prendre en considération l'observation de votre enfant et vos impressions pour décider de la première mise au sein. L'emploi d'une tétine « spéciale prématuré » proposée au bébé de temps à autre permet de savoir à quel moment apparaît le réflexe de succion.

Si votre enfant est né après 35 semaines, comptez sur la mobilisation des puéricultrices pour accompagner votre allaitement. Le personnel doit être alors très disponible et le discours des soignants harmonisé pour vous permettre d'acquérir votre autonomie. Pour les premières tétées, il sera peut-être nécessaire d'utiliser un dispositif d'aide à la lactation, stratagème qui permet la stimulation de votre lactation et la satisfaction du bébé.

Le dispositif d'aide à la lactation

Il s'agit d'un sachet ou d'un flacon contenant le lait maternel qui est suspendu à votre cou en pendentif. Un tuyau très fin relie le flacon au sein où il est collé à l'aréole à l'aide d'un sparadrap et il descend jusqu'au mamelon. Résultat : tout en tétant le sein, même faiblement, le bébé est très encouragé dans son entreprise par le lait qui coule facilement du tuyau dans sa bouche.

Les précautions à prendre au domicile

Il vous faut impérativement suivre les conseils d'hygiène de l'ASNR, Association pour le suivi des nouveau-nés à risque :

- Lavez-vous soigneusement les mains avant les soins.
- Ne soumettez pas votre bébé au tabagisme passif.
- Évitez tout contact avec des personnes malades ou enrhumées.
- Limitez les contacts avec les autres enfants.
- Ne fréquentez pas les lieux publics avec votre bébé.

N'hésitez pas à demander le livret édité par l'ASNR pour accompagner les parents de prématurés (*Votre bébé est né plus tôt*).

Vous avez mis au monde des jumeaux

Votre bonheur est immense et votre fatigue… aussi ! Une grossesse gémellaire est forcément plus perturbante physiquement qu'une grossesse normale. Vous avez peut-être donné naissance à vos enfants par césarienne ; eux-mêmes ont peut-être été transportés dans un service de néo-natalogie en raison de leur prématurité ou de leur poids. Si vous cumulez tous ces facteurs de fragilisation (grossesse difficile, césarienne et bébés prématurés), votre priorité va être de conserver un bon moral et de récupérer rapidement vos forces.

À SAVOIR

Environ la moitié des grossesses gémellaires se terminent par une césarienne. En cas de triplés, l'accouchement par voie basse n'est pratiquement jamais envisagé.

CONSEILS

Pensez à prendre contact avec une association d'entraide aux parents de jumeaux : elle vous apportera des informations et un accompagnement précieux.

Fédération nationale jumeaux et plus
Tél. : 01 44 53 06 03
www.jumeaux-et-plus.asso.fr

Association allaitement des jumeaux et plus
Tél. : 04 66 51 03 17
allaitement-jumeaux.com

Récupérez !

Pendant votre séjour à la maternité, découragez les visites, faites la sieste, prenez de l'homéopathie anti-baby-blues, prenez des traitements contre l'anémie, des vitamines, du calcium et des oligo-éléments. Organisez votre sortie et surtout celle des bébés et prévoyez de l'aide pour votre retour à la maison.

Si vous vous sentez dépassée par le travail de puériculture que représentent deux bébés du même âge, prenez contact avec une association d'entraide, les allocations familiales et le service social de votre mairie pour demander une aide maternelle, voire un secours matériel. Appelez une sage-femme libérale ou les puéricultrices de la PMI.

Allaiter des jumeaux

L'allaitement maternel d'un seul enfant demande un accompagnement ; avec deux enfants, il est indispensable que vous soyez particulièrement bien entourée et conseillée par un personnel médical compétent et motivé. L'allaitement au sein de deux enfants à la fois est réalisable. Vous allez avoir assez de lait pour nourrir suffisamment vos jumeaux. La nature fait que la quantité de lait produite s'adapte aux besoins des nouveau-nés, tant au point de vue nutritif et digestif qu'immunitaire. Et cet apport de lait maternel est d'autant plus précieux s'ils sont nés prématurément.

Si vous allaitez vos jumeaux, vous avez besoin de 2 700 calories par jour. Aux trois repas habituels, ajoutez un goûter et une collation nocturne. Buvez au moins 2 litres par jour (eau, lait, jus de fruit, tisane, bouillon…), préparez de la tisane dans un Thermos toujours à votre portée.

En pratique, comment procéder pour allaiter deux bébés ?

• Il est possible d'allaiter **simultanément** vos bébés en adoptant une position confortable pour vous trois : bien calée dans un traversin d'allaitement, installez-les chacun d'un côté, sous vos bras, avec l'aide de quelqu'un dans les premiers temps. Vous pouvez aussi allaiter en priorité le premier à réclamer, mais là vous vous sentez culpabilisée dès que le second se met à pleurer.

• Le tire-lait devient indispensable. Vous pouvez tirer votre lait même en faible quantité, après une tétée – jamais entre deux – et de préférence le matin. Vous vous constituerez ainsi une petite réserve conservée dans des petits sachets de congélation. Le lait maternel se conserve bien plusieurs semaines au congélateur.

• **Autre solution** : vous allaitez le premier pendant que le second prend un biberon dans les bras de son papa. Vous mettez au sein vos bébés chacun à son tour. Une tétée sur deux, ils sont nourris au biberon (avec votre lait que vous avez tiré ou avec du lait industriel spécialement adapté à leur poids et à leur prématurité).
Une précaution à prendre : il vous faut tenir un tableau de bord précis des tétées pour ne pas vous tromper dans les tours.

• Pensez à alterner les seins. Le même bébé ne doit pas téter toujours le même sein.

• Si, pour vous rassurer, vous voulez favoriser une augmentation de votre production lactée, prenez un complément alimentaire (par exemple Galactogil, 2 cuillerées à soupe, 2 à 3 fois par jour, à prendre ponctuellement ou continuellement sans contre-indication).
Pensez également à l'homéopathie : *Urtica Urens 9 CH*, 3 granules 3 fois par jour.

• Si vous êtes particulièrement fatiguée, choisissez l'allaitement mixte ou bien renoncez à l'allaitement maternel et surtout ne vous culpabilisez pas. Mieux vaut rapidement récupérer vos forces et trouver le bon rythme qui ne perturbera pas votre équilibre familial. L'avantage du biberon étant une meilleure maîtrise des quantités de lait ingérées, vous serez plus détendue. Votre santé est primordiale pour le bien-être de vos jumeaux.

« Avant la naissance de mes filles, j'avais envie de les allaiter. Comment ne pas être influencée par le discours actuel des ouvrages spécialisés et du personnel médical ? Mais, la première semaine s'est révélée plus difficile que prévu. Je me suis vite sentie débordée par l'organisation que demandent les soins en double. L'allaitement est devenu une contrainte supplémentaire (crevasses, montée laiteuse insuffisante). Comme mes jumelles ne grossissaient pas, il fallait de toute façon compléter avec du lait spécial prématuré. Après une semaine de galère, j'ai pris la décision de ne plus leur donner que les biberons et les courbes de poids ont décollé. J'étais soulagée et les soins des bébés m'ont paru plus facilement gérables. »
Stéphanie, mère de Romane et Adriane, jumelles de trois semaines

De retour à la maison

Le plus important, dans les premiers temps, est de tisser le lien entre vous et votre bébé, c'est-à-dire de le comprendre pour savoir répondre à ses attentes et le rassurer en lui prouvant votre bonne volonté à son égard.

Cependant, l'attachement réciproque n'est pas toujours aussi simple et aussi rapide qu'il le faudrait pour rassurer parents et nouveau-né. La création du lien demande, de part et d'autre, une interaction physico-affective intense. S'il s'agit, le plus souvent, d'une communication évidente, il arrive que pour certains couples mère-bébé cette relation soit plus difficile à établir.

La création du lien

Posé sur votre ventre après sa naissance, votre nouveau-né voulait déjà communiquer avec vous. Tous ses sens en éveil, il recherchait les indices qui allaient rendre son nouvel environnement sécurisant et affectif : votre voix, votre chaleur, votre odeur. Il est essentiel de pérenniser cet échange.

À SAVOIR

Après une période de reconnaissance mutuelle, mère et enfant se comprennent, le bébé sait exprimer ses besoins et il est rassuré par la faculté de sa mère à y répondre.

Pleurer, être rassuré par votre voix, reconnaître l'odeur de votre peau, vous fixer intensément et être attentif et sensible à votre état émotionnel… toutes ces manifestations de votre enfant montrent sa volonté impérieuse de se faire reconnaître et aimer par vous.

Observer le comportement de votre enfant, apprendre à le toucher et progressivement décoder les cris, c'est déjà le comprendre.

L'attachement : ce lien qu'il faut construire

Dans les jours qui vont suivre sa naissance, votre bébé n'aura de cesse de vous envoyer des signaux pour tester votre capacité à assouvir ses besoins élémentaires et prendre la mesure de vos sentiments à son égard. S'il s'exprime beaucoup en pleurant, il peut également se servir d'une véritable expression corporelle : tensions musculaires, mimiques ou regards intenses. Dès sa naissance, le petit humain est très doué pour la communication, il perçoit un maximum d'informations qui peuvent le faire réagir, l'inquiéter ou le rassurer, le sécuriser ou le traumatiser. L'établissement du lien mère-nouveau-né – si indispensable pour que le bébé soit en confiance et que sa maman développe rapidement ses compétences de mère – suppose un échange d'actions et de réactions qui constitue la base de l'apprentissage et de la connaissance l'un de l'autre.

La pratique de la communication affective précoce prénatale permet, depuis quelques années, de renforcer les liens privilégiés qui unissent naturellement un bébé à la femme qui le porte et le met au monde. *In utero*, ce n'est plus seulement sur le plan biologique mais sur le plan affectif que le fœtus est désormais reconnu dépendant, même si cette deuxième considération n'est pas aussi vitale que la première. La reconnaissance du besoin qu'a le fœtus d'être l'objet d'attentions, ainsi que la pratique d'une communication avant même sa naissance permettent une harmonisation plus facile lors de la période d'adaptation interactive mère-bébé dans les premiers jours de la rencontre.

La place du père

Le plus souvent, la relation fusionnelle des premiers jours entre la mère et le bébé ne laisse que peu de place au père, surtout lorsque l'enfant est nourri au sein. Parfois même, le père, perturbé par son nouveau statut, peut être animé d'un sentiment d'exclusion. Heureusement, à notre époque, la situation peut évoluer rapidement, car désormais le père a acquis le droit de « paterner » son enfant, ce qui était impensable pour les générations passées. Aussi, dans le cas où la création du lien avec la mère est retardée parce que son état physique a été fragilisé par un accouchement compliqué, le père peut prendre le relais en tenant son bébé contre lui, en le berçant, en lui parlant, en lui donnant le biberon ou le bain. Il y a de plus en plus de maternités qui offrent la possibilité au père de prendre part aux soins du bébé.

Même lorsque la naissance a été harmonieuse, une relation triangulaire mère-père-bébé instaurée dès les premiers instants ne peut que renforcer le sentiment de sécurité de l'enfant et valoriser très tôt la place du père.
Cependant, s'il n'est pas toujours facile de devenir mère après neuf mois de grossesse, il peut être encore plus difficile de devenir père, car il faut effectuer rapidement un travail psychique et affectif d'autant plus complexe pour les générations actuelles qu'elles doivent donner ce qu'elles n'ont pas elles-mêmes reçu, tant les changements de comportements et de mentalité ont été importants ces dernières décennies.

La difficulté d'établir le lien

Selon la psychanalyste Élisabeth Darchis, trois étapes sont nécessaires à la construction du lien :

1re étape : la naissance psychique de la mère
Dans les premières quarante-huit heures, la mère «adopte» son enfant, elle l'observe presque sans interruption, tout étonnée d'être devenue la mère de cet enfant.

2e étape : la mère active et responsable
Du 2e au 4e jour, la mère doit prendre conscience de la vulnérabilité de son bébé, ce qui développe son sentiment de responsabilité à l'égard des besoins de cet enfant et l'élaboration d'un «savoir-faire unique» adapté exclusivement à celui-ci.

3e étape : la reconnaissance de ses capacités de mère
À partir du 5e jour, si rien n'est venu perturber les deux premières étapes, mère et bébé se sont adaptés l'un à l'autre et la confiance s'est établie. La mère ne doute plus de ses capacités.

Une fois ces trois étapes franchies harmonieusement et la relation mère-bébé installée, les risques de dépression post-natale ou de maltraitance diminuent considérablement.

« [...] en quelques jours, elles connaissent bien leur bébé et pensent être les plus aptes à le comprendre. Elles ont en partie raison, car le bébé a pris des repères et il peut déjà vivre des ruptures ou des sevrages quand on change ses habitudes, ses rythmes ou son alimentation, d'autant plus que grâce à ses compétences, il s'est ajusté, lui aussi, à cette mère unique qui s'occupe de lui. »

Élisabeth Darchis, *Ce bébé qui change votre vie*, tome II, éditions Fleurus, 2002.

« Je suis la maman d'une petite Manele-Selma. Mon cas est atypique, car je suis atteinte d'une myopathie qui me laisse très peu l'usage de mes bras et m'oblige à vivre en fauteuil roulant. À la maison, mon mari, qui est valide, m'aide beaucoup et nous découvrons peu à peu le métier de parents. Les rôles sont en fait très peu partagés, puisque mon handicap m'empêche de faire les choses. Mais nous avons trouvé un système qui me permet de m'épanouir en tant que maman ; lorsque mon mari lui donne le bain ou lorsqu'il la change, je suis seule à parler. Alors elle profite à la fois du toucher de son papa qui la masse pendant les soins et de la douce voix de sa maman qui la rassure.
Elle est entourée d'amour dès les premiers jours de sa vie et je suis certaine qu'elle s'épanouira et possèdera les meilleures des qualités : la tolérance et l'acceptation de la différence. »
Maria, maman de Manele-Selma, douze jours

La dépression du post-partum

D'apparition plus tardive que le baby-blues, la dépression maternelle du post-partum lui ressemble par certains signes tels que : une grande fatigue, des crises de larmes et une irritabilité souvent incontrôlables. Il s'y ajoute des symptômes inhérents à tout état dépressif : troubles du sommeil, manque d'appétit et idées noires.

CONSEIL

La **préparation à la naissance** ou préparation «**psycho-prophylactique**» (c'est-à-dire en prévention des troubles psychiques liés à l'inconnu et à la peur de l'accouchement) est un moyen très efficace pour surmonter l'anxiété d'anticipation et maintenir un bon équilibre nerveux et psychique avant et après l'accouchement.

À SAVOIR

Dépression du post-partum et dysfonctionnement dans la relation mère-bébé toucheraient 10 à 15 % des naissances.

Une relation mère-enfant menacée

La tristesse prolongée et la douleur morale de la mère mettent en danger le lien qui devrait l'unir à son enfant. La communication mère-bébé est de plus en plus difficile. Dans certains cas, la limite entre baby-blues et dépression peut être légère.

Même si le baby-blues est souvent le signe salutaire de la prise de conscience de la responsabilité maternelle à l'égard de l'enfant, il peut aussi se transformer en une souffrance latente et entraîner un dysfonctionnement grave entravant la création du lien avec la mère qui en arrive à douter de ses compétences.

Le manque d'attachement au bébé se définit par une négligence affective, une incapacité à décoder les signaux de l'enfant et à y répondre. Une forme de maltraitance psychologique s'installe, ce qui provoque chez l'enfant un traumatisme perturbateur du développement socio-affectif.

Une mère dépressive a souvent une attitude hostile envers son enfant et ses réactions sont en complet décalage par rapport aux attentes du bébé. Ce dernier perçoit l'état dépressif de sa mère, en particulier lorsqu'il observe son visage sans expression affective. Son comportement traduit alors sa détresse qui peut être à l'origine de troubles somatiques.

La dépression maternelle peut parfois avoir des causes sans rapport avec l'accouchement ni même la grossesse. La fragilisation de la mère par des traumatismes antérieurs et des antécédents psychiatriques doit être sérieusement prise en compte. Une consultation avec un psychologue devrait être systématique après toute naissance, car le dépistage d'une anomalie dans la création du lien mère-bébé est une priorité. Cette pathologie maternelle ouvre la porte à des dérèglements psychotiques de l'enfant dans l'avenir, voire à des handicaps.

Une mère déprimée projette sur son bébé ses angoisses et ses doutes et le bébé, déstabilisé par l'inaptitude provisoire de sa mère, pleure et se replie sur lui-même ; souvent, son regard semble glisser sans pouvoir être soutenu. Or les troubles de l'enfant amplifient les angoisses de la mère.

Heureusement, dans la plupart des cas, une prise en charge psychothérapeutique du couple mère-bébé est efficace, surtout lorsque celui-ci est admis dans un service spécialisé dont le personnel a été formé. Le temps du traitement, le bébé peut être materné ou paterné par une autre personne que sa mère, le lien sécurisant et le processus d'attachement pouvant ainsi être restaurés. La capacité de l'enfant à se restructurer n'est plus à démontrer, il suffit d'observer ce qui se passe lors d'une adoption : le contact physique avec une mère adoptive aimante permet la restauration du lien.

La dépression après une césarienne

Le moral varie selon qu'il s'agit d'une intervention prévue à l'avance ou d'une césarienne d'urgence destinée à surmonter une complication au cours du travail de l'accouchement. Dans le premier cas, un cheminement psychologique permet souvent de mieux accepter ce qui, dans le deuxième cas, peut devenir une déconvenue plus difficilement surmontable. Un sentiment d'insatisfaction, lié à l'idée de ne pas avoir été à la hauteur et d'être passée à côté de quelque chose, se transforme en une frustration qui rend les suites psychologiques plus négatives. Pourtant, la péridurale a permis de vivre la naissance de l'enfant en toute lucidité ; seules les sensations physiques sont différentes, car le bouleversement affectif est le même. L'accompagnement d'une psychologue pendant et après l'intervention devrait être systématiquement proposé.

Plus grave, mais beaucoup plus rare que la dépression du post-partum est la **psychose puerpérale**, véritable désorganisation de la personnalité. Cette pathologie peut survenir une quinzaine de jours après la naissance. Insomnies, perte du sens du réel, bouffées délirantes avec hallucinations (en particulier perception de voix) en sont les principaux symptômes et rendent la mère dangereuse pour son enfant. Une hospitalisation dans un service psychiatrique s'impose.
Fort heureusement, la psychose puerpérale se guérit en général en moins de trois mois grâce aux traitements chimiques et psychothérapeutiques.

Comment lutter contre un état dépressif

Vous avez des idées noires et des angoisses à l'égard de votre bébé au point que votre comportement s'en trouve modifié, vous vous sentez en difficulté pour vous occuper de votre enfant.

Dans les cas les moins graves

• Faites appel à un psychologue : exprimez votre mal-être et vos sentiments.
• Si cela vous est proposé à la maternité, apprenez l'art du massage du bébé.

CONSEILS DE SAGE-FEMME

• Ne vous dites pas que vous avez subi une césarienne mais que vous avez accouché par voie haute. Vous avez mené à bien la gestation de votre enfant et vous l'avez mis au monde.

Dites-vous aussi que la frustration n'est pas l'apanage de la césarienne ; ce sentiment peut surgir même dans les suites d'un accouchement par voie basse, après une péridurale trop dosée par exemple.

• Si les suites de couches vous ont paru invalidantes pendant les premiers jours, elles peuvent parfois l'être également après une épisiotomie.

• Dans les premières heures, vous avez eu l'impression d'être une maman absente pour votre enfant. La situation est rattrapable surtout si vous allaitez : vous allez créer un lien très fort avec lui, qui va s'amplifier au fil du temps, et la plénitude de ces instants vous fera oublier votre déception.

CONSEIL

Si vous êtes déprimée, ne soyez pas culpabilisée, il ne s'agit pas d'un dysfonctionnement qui met en doute vos capacités maternelles, mais bien d'une pathologie qui doit être traitée. Cependant, un minimum de volonté de votre part est nécessaire pour optimiser l'effet des traitements.

HOMÉOPATHIE

- *Sépia officinalis 30 CH* une dose par semaine pendant un mois.
- Vous êtes hypersensible et irritable, *Ignatia 9 CH*, 3 granules 3 fois par jour.
- Vous êtes émotive et anxieuse, *Gelsémium 9 CH*, 3 granules 3 fois par jour. Et en cas d'insomnie, prendre 5 granules de chaque au coucher.

• Laissez le père ou une autre personne de votre environnement affectif prendre le relais pour rassurer le bébé et s'occuper de ses soins.
• Faites des séances de relaxation et de visualisation positive (*voir p.* 74-75).
• Luttez contre la fatigue et les troubles du sommeil. Si vous le pouvez, pensez à engager, le temps de quelques nuits, une baby-sitter pour les soins nocturnes du bébé.

Dans les cas les plus graves

• Le couple mère-bébé doit être admis dans un service hospitalier spécialisé dans l'accompagnement du post-partum pathologique. Un personnel médical qualifié et des psychothérapeutes entourent la mère et l'enfant dont la relation est très perturbée. Pour restaurer le lien, les moyens employés peuvent être divers, entre autres : apprentissage des gestes basiques du maternage et du massage du bébé, séances de psychothérapie, de relaxation et de sophrologie.
• Un traitement chimique est associé à la psychothérapie (anxiolytiques-antidépresseurs). La chimiothérapie a une action rapide sur l'anxiété et plus lente sur la biochimie cérébrale, ses deux principaux inconvénients étant le risque de dépendance, ce qui limite la durée du traitement. Ses éventuels effets secondaires sur le bébé en cas d'allaitement entraînent le sevrage.
• Lorsque le bébé présente des troubles significatifs liés à l'état de sa mère, une psychomotricienne évalue les difficultés inhérentes à la création du lien et procède à un bilan neuropsychomoteur précoce de l'enfant. Son projet thérapeutique est de rétablir une communication physique normale en enseignant à la mère comment manipuler et masser son bébé. Le massage, reconnu comme une véritable thérapie par le toucher, est une des bases de la reconnaissance mutuelle.

La sophrologie

Si vous vous sentez déstabilisée par un état psychique très perturbé, par des sentiments dévalorisants et par une grande fatigue, un manque de sommeil et une certaine incapacité à vous occuper avec bonheur de votre bébé, prenez contact avec un sophrologue. La sophrologie est une thérapie efficace complémentaire du traitement chimique et psychothérapique de la dépression du post-partum.

Fondée en 1960 par Alfonso Caycedo, neuro-psychiatre espagnol, cette pratique de relaxation allie détente musculaire et techniques orientales de développement psychique tels que yoga ou dogme zen. Étymologiquement, le mot vient du grec *sos* (sérénité et harmonie), *phren* (conscience) et *logos* (parole et science).
Dès 1977, la sophrologie est utilisée par les sages-femmes et les

accoucheurs pour lutter contre les douleurs de l'accouchement, mais aussi pour en améliorer le vécu, car son action s'ouvre sur un champ beaucoup plus vaste que l'indolorisation physique. La sophrologie est née de l'étude scientifique de la conscience.

Au sens sophrologique du terme, la conscience est la structure fondamentale qui organise les mécanismes psychiques. Le dessein de la sophrologie vise à l'activation du positif présent dans la conscience de toute personne humaine au niveau physique (sensations agréables de la relaxation) et psychique (conception d'harmonie et d'amour) pour aboutir à un bien-être corporel.

C'est l'action verbale du sophrologue, ou *terpnos logos* (qui signifie «mode de discours») – thérapie par la parole déjà préconisée par Platon –, qui permet au patient de se laisser guider par un discours apaisant orientant positivement son propre cheminement mental, sans être aussi suggestif que l'hypnose.

CONSEIL

Une autre piste pour déceler les tensions d'un nouveau-né est l'ostéopathie, qui pourra agir sur la nervosité, les troubles digestifs et améliorer la qualité du sommeil de l'enfant perturbé (*voir p. 146-147*).

À SAVOIR

Il existe des CD de sophrologie que vous trouverez dans les rayons spécialisés des magasins ou dans les boutiques de produits naturels.

En pratique

Si vous n'avez pas de sophrologue près de chez vous, vous pouvez fabriquer votre cassette personnelle.

Avant l'enregistrement

Sachez que, pour cet exercice, votre motivation est indispensable et que l'efficacité de cette méthode est liée à un entraînement régulier et quotidien. Il vous faut donc être motivée, patiente et persévérante.

Pour enregistrer le texte

• Lisez lentement le texte à voix haute, plusieurs fois, en laissant des silences plus ou moins longs entre les propositions de phrases (les pointillés représentent une à plusieurs respirations).
• Faites un essai pour trouver le ton et le rythme que vous préférez entendre (ou faites faire l'enregistrement par quelqu'un de votre entourage).
• Ne commencez pas la première séance immédiatement après l'enregistrement.
• Vous pouvez ajouter à ce texte des paroles personnelles pour expliquer à votre enfant des situations particulières. Faites des phrases courtes et toujours positives, et terminez votre explication par une visualisation rassurante pour votre bébé.

Exemple de texte de relaxation du post-partum

Avant d'enregistrer un texte de relaxation, lisez le chapitre «Comprendre votre nouveau-né pour mieux répondre à ses attentes» (*p.* 77).
Le texte suivant peut être modifié, il ne s'agit que d'un exemple.

CONSEILS

Avant votre séance d'autorelaxation :

- Débranchez vos téléphones fixe et portable.
- Laissez s'évaporer quelques gouttes d'huile essentielle de lavande, de camomille, de géranium ou de néroli placées dans un petit pot de terre, un humidificateur ou simplement sur un mouchoir posé près de vous.
- Installez-vous le plus confortablement possible en position assise, allongée ou fœtale, sur le côté, une serviette éponge roulée sous la cambrure cervicale et des coussins sous les genoux.

À SAVOIR

Il n'est pas nécessaire d'être déprimée pour pratiquer la relaxation et la visualisation positive. Ce genre d'exercice peut également être bénéfique pour renforcer le lien avec votre bébé et pour surmonter les petites difficultés et les doutes inhérents à l'apprentissage du rôle de maman.

Relaxation et visualisation positive

Je m'installe confortablement...

Je ferme les yeux...

Je respire calmement en prenant conscience de ma respiration... je prends conscience de mon inspiration... puis de mon expiration... mon corps commence à se détendre... bercé par le rythme de ma respiration...

Je m'entraîne à la respiration abdominale... j'inspire... mon ventre se gonfle... j'expire... il se resserre... j'inspire... j'expire... mon ventre monte... et redescend... (quatre respirations abdominales).

Je commence à relâcher chacun de mes muscles... les uns après les autres... en prenant conscience de chacune des parties de mon corps... mon front devient lisse... comme la surface d'une eau calme... mes yeux flottent comme deux bouées... mes muscles oculaires se décontractent... je relâche mes paupières... elles deviennent légères comme des voiles...... mes joues se relâchent également... mes mâchoires se desserrent...... mes lèvres s'entrouvrent...... ma respiration est calme est régulière... (quatre respirations abdominales).

Je porte maintenant toute mon attention sur mon dos... mes épaules s'abaissent... ma nuque se détend... une impression de chaleur agréable descend le long de ma colonne vertébrale... de la nuque jusqu'aux muscles fessiers... tous les muscles de mon dos se relâchent... je relâche également mes bras... mes mains... mes doigts... je ressens des fourmillements... à la pulpe de mes doigts... je me concentre maintenant sur les muscles autour de mon bassin... je relâche tous mes abdominaux... mes muscles fessiers... puis mes jambes... mes cuisses... mes genoux... mes mollets... et mes pieds... jusqu'au bout de mes orteils...

Tout mon corps est relâché... je me sens calme... j'imagine mon cerveau... comme un muscle au repos... dans sa boîte crânienne... je ressens une détente mentale... les idées s'éloignent comme des ronds dans l'eau...

Je prends de plus en plus conscience d'une sensation de bien-être qui me submerge...

Je fais des respirations abdominales... à chaque inspiration... je peux capter... l'énergie positive de l'air... pour lutter contre ma fatigue... à chaque expiration... je souffle... je mets à l'extérieur de moi... tous mes soucis... mes angoisses... j'inspire... ma force vitale revient... j'expire... mes idées noires s'éloignent... j'inspire de l'amour... j'expire mes sentiments négatifs, mon incompétence, mon mal-être...

Je me projette mentalement près de mon enfant… je l'observe… je le trouve beau… je sens monter en moi une grande affectivité… je ressens sa vulnérabilité… son besoin de moi… je prend confiance en moi… il pleure… je le prends dans mes bras… il se calme… je ressens l'apaisement que je peux lui apporter…

Suite du texte si vous allaitez :

J'imagine que je m'installe confortablement… un traversin d'allaitement… tout autour de moi… mon bébé posé… juste à la hauteur de mon sein… soutenu en douceur par mon bras protecteur…
Sa bouche prend facilement mon mamelon et toute mon aréole…
Il tête avec bonheur et avidité…
Je sens un sentiment de plénitude m'envahir… la complicité s'installe entre moi et mon enfant… il prend bien… je suis rassurée et détendue…

Si vous n'allaitez pas :

Je prends sans crainte mon bébé dans mes bras… je m'assoie confortablement… je l'installe contre moi… j'ouvre mon corsage… pour qu'il sente l'odeur de ma peau… il prend le biberon dans la sérénité… il tête en m'observant… une vague d'émotion affective… anime mon cœur…

Dans les deux cas, continuez par :

Je me sens apaisée… sûre de moi… je sais répondre à ses besoins… je fais confiance à mon intuition… et mon bébé me fait confiance…
Je suis en harmonie avec mon enfant…
Doucement… je reprends conscience… de l'endroit où je me trouve, j'ouvre doucement les yeux… j'étire mes bras… mes mains… mes doigts… mes jambes… mes pieds… je retrouve la tonicité de mes muscles… lentement je reviens… je me sens plus sereine et plus forte d'une énergie nouvelle.

CONSEIL

Pensez également aux thérapies manuelles (massages, réflexothérapie, osthéopathie...) et aux médecines holistiques (du grec *holos*, qui signifie «entier») qui prennent en compte le physique et le mental pour lutter contre le stress et peuvent être le complément dynamisant de thérapies classiques.

Comprendre votre nouveau-né pour mieux répondre à ses attentes

« Le bébé pleure surtout sur le fait d'être un bébé, sur sa dépendance, sur la nécessité de se donner en spectacle en attendant qu'on le devine. »

Marie Darrieussecq
Le Bébé, éditions P.O.L., 2005.

L'importance du lien mère-bébé

Les notions de « création du lien mère-bébé », d'« acquisition de la sécurité affective de base » ou de « capacités sensorielles et relationnelles du nouveau-né » sont des découvertes récentes qui datent tout au plus d'une trentaine d'années.

Les erreurs du passé

Il fut un temps où beaucoup pensaient que trop de démonstrations affectives à l'égard du bébé pouvait nuire à la construction de sa personnalité future : trop materné dès sa naissance, l'enfant deviendrait exigeant et capricieux.

Il était vivement conseillé aux parents de commencer l'éducation de leurs enfants dès l'âge du berceau. La « bientraitrance » à cette époque se limitait à nourrir l'enfant, à le tenir propre et à s'enquérir qu'il n'ait ni trop chaud ni trop froid. Ainsi était-il préconisé de ne pas répondre trop rapidement à ses pleurs (« Il faut qu'il se fasse la voix ») et de l'habituer dès ses premiers jours à être seul dans une pièce – sans doute pour lui apprendre la réalité de sa condition humaine !

Il y eut même une période funeste dans les maternités où, au nom de l'asepsie et du repos des accouchées, les nouveau-nés étaient séparés de leur mère et regroupés dans des nurserys. L'allaitement au sein n'était pas encouragé, le personnel médical n'ayant à cette époque ni les connaissances ni la motivation nécessaires pour en accompagner la mise en route. L'amour maternel était sans cesse contrecarré par des rites et des règles dénués de tout sens. Car, même si l'étude scientifique des mécanismes de l'attachement n'était pas encore à l'ordre du jour, il aurait suffi d'observer le comportement animal et de s'en inspirer pour être sur la bonne piste. La plupart des espèces savent parfaitement créer un lien protecteur entre la femelle et ses petits, qui, s'ils sont séparés de leur mère à la naissance, ont peu de chance de survivre ou de se sociabiliser.

La dimension affective : un concept récent

C'est un obstétricien, **Frédérick Leboyer**, qui fut en France l'un des premiers à dénoncer l'incompétence de soignants à comprendre le nouveau-né, sa sensibilité et ses attentes en arrivant au monde. Ses propos, alors très novateurs, remettaient en cause le pouvoir médical qui, trop occupé à améliorer la sécurité de la mère et de l'enfant, en avait oublié que l'accouchement et la naissance sont le plus souvent deux actes naturels qui ne demandent que de l'humanité. Au début, les détracteurs

À LIRE

Frédérick Leboyer publia, en 1974, *Pour une naissance sans violence* (Seuil, coll. « Points », Paris, 2000), un texte lyrique dicté par sa prise de conscience. Dans cet ouvrage, l'auteur préconise l'accueil du nouveau-né dans la plus grande douceur : dans la pénombre, sans bruit violent, plongé dès sa sortie du giron maternel dans un bain lui rappelant sa vie aquatique. Le bébé ouvre alors grand les yeux, il ne pleure pas, il respire, il écoute la voix de sa mère et s'abandonne dans l'eau, confiant.

ET AUSSI

Terry Berry Brazelton est l'auteur de plusieurs ouvrages sur les capacités de perception et de communication du bébé. On peut citer, entre autres, *Votre bébé est unique au monde, apprenez à le connaître et à le comprendre durant sa première année* (Albin Michel, 1971) et *La Naissance d'une famille* (Seuil, coll. « Points », 2003).

de Frédérick Leboyer furent nombreux, mais peu à peu ses théories relatives à la nécessaire compréhension des besoins primaires du petit humain firent leur chemin. Les conditions de la naissance s'en trouvèrent progressivement modifiées, et les recherches sur la sensorialité du nouveau-né devinrent un sujet d'étude à part entière.

Aux États-Unis, **Terry Berry Brazelton**, pédiatre et psychanalyste, est l'un des premiers à avoir considéré le bébé comme un partenaire compétent avec lequel il est indispensable de communiquer. D'où la nécessité d'utiliser le plus tôt possible les capacités du bébé à se faire comprendre et à se contrôler lui-même pour accompagner son adaptation au monde. Pour tous les bébés, la mère représente une enveloppe sécurisante sans laquelle il ressent une carence affective douloureuse et dangereuse pour son développement.

«Naître humain» devrait toujours être synonyme de «naître aimé» (par sa mère ou par un humain de substitution), car sans cette certitude basique, il est difficile de grandir, de devenir autonome et de faire confiance aux autres. Beaucoup de souffrances psychiques peuvent trouver leur origine dans une défaillance du lien avec la mère qui génère un sentiment d'insécurité pour l'enfant et l'empêche de devenir un adulte autonome et équilibré.

CONSEIL

Présentez à votre bébé un objet de couleur rouge, faites-le bouger à une vingtaine de centimètres de ses yeux. L'objet va attirer son attention d'une manière surprenante. En premier lieu, il va le fixer intensément, puis le suivre des yeux lorsque vous activerez lentement le mouvement.

L'installation du code affectif

Votre bébé a des compétences qui lui permettent de communiquer pour réclamer ce qui lui manque. Dès ses premiers instants, il perçoit un maximum d'informations, il voit, il entend et il a besoin de contacts physiques et d'amour.

La vue de votre nouveau-né

Il est aujourd'hui démontré que, quelques heures seulement après sa naissance, votre bébé né à terme est capable de reconnaître votre visage. Certes, par manque de maturité de son système visuel, votre bébé voit flou, il ne peut pas accommoder sa vision de loin, cependant il distingue bien les formes aux contours nets et la couleur rouge pour laquelle il manifeste le plus d'intérêt.

En fait, dès sa naissance, votre bébé a des capacités visuelles performantes et il est capable de mémoriser une information – ce qui explique sa préférence pour votre visage. Il peut fixer intensément ce qui l'intéresse et suivre un objet en mouvement. Mais il se fatigue vite et ne soutient pas son attention très longtemps. La vue de votre enfant va s'améliorer de manière significative pendant ses trois premiers mois ; à la fin du premier, il pourra facilement suivre du regard un objet aux motifs contrastés.

À SAVOIR

Les yeux de votre bébé ne convergent pas efficacement : il louche. Il s'agit le plus souvent d'une situation transitoire qui disparaît avant 5 mois. Si elle perdure ou si le strabisme ne concerne qu'un seul œil, il faut consulter un ophtalmologiste.

CONSEILS

Lorsque votre bébé est en phase de veille...

- Faites-lui écouter une musique douce et accrochez un mobile musical à son lit (moyens souvent efficaces pour l'endormir).
- Parlez-lui souvent, lentement, d'une voix suave et affectueuse, en employant des phrases courtes et en le regardant : la communication s'installe, votre bébé ouvre de grands yeux et vous fixe de toute son attention. Rapidement, il va même être capable d'imiter vos mimiques, de vous sourire, voire d'émettre des petits bruits pour vous répondre.
- Avant sa première sortie, mettez-lui un bonnet, entourez-le d'une couverture, ouvrez une fenêtre et faites-lui entendre les bruits extérieurs.

L'ouïe de votre nouveau-né

In utero

Le liquide amniotique transmettait les sons extérieurs (les graves mieux que les aigus). Votre bébé entendait déjà les voix, la musique, les bruits de circulation ou de machines... De plus, la vie dans l'utérus était très animée : battements de votre cœur, bruits des flux sanguins et digestifs constituaient son environnement sonore habituel.

Dès la 20e semaine, les terminaisons du nerf auditif sont en place et c'est au cours du 5e mois que le développement de l'organe de Corti s'achève : le système récepteur et analyseur des *stimuli* sonores est alors fonctionnel.

À la naissance

L'appareil auditif de votre bébé n'est plus limité comme il l'était dans votre utérus et, physiologiquement, l'aire cérébrale correspondant à son audition est réactive. Votre bébé entend et son cerveau analyse et perçoit les sons.

Il faut maintenant qu'il s'habitue aux bruits de son nouvel environnement : ceux trop intenses peuvent le faire sursauter et l'inquiéter, ceux plus confus de la vie familiale constituent un fond sonore rassurant et ne troublent même pas son sommeil.

Dès ses premiers instants, il est capable de regarder du côté d'où vient un bruit et même de tourner la tête : les connexions nerveuses entre l'ouïe et la vue sont déjà fonctionnelles.

Il est parfaitement capable de reconnaître une musique déjà entendue à travers votre paroi abdominale, et cette musique peut l'apaiser en cas de pleurs. En revanche, les gadgets ou CD reconstituant les bruits intra-utérins maternels ne sont logiquement pas une bonne chose, excepté pour les prématurés dans leur incubateur, car cela équivaut à faire régresser un enfant né à terme et pourrait même entraver l'apprentissage des sons de sa nouvelle vie.

Ce qu'il préfère entendre, ce sont les voix humaines (et, bien évidemment, surtout la vôtre et celle de son papa avec lesquelles il s'est familiarisé durant sa vie intra-utérine).
Pour créer le lien, il est nécessaire que vous lui parliez les yeux dans les yeux et que votre voix soit empreinte d'affectivité. Si vous parlez en vous adressant à quelqu'un d'autre, votre bébé se désintéresse de ce qu'il entend.

Votre bébé a déjà le sens de l'odorat et celui du goût

Pour votre nouveau-né, l'odorat et le goût sont intimement liés à l'odeur de votre peau et au goût de votre lait si vous lui donnez le sein. Dès ses premiers instants, un bébé intègre ces deux informations ; des expériences ont montré qu'il est par la suite capable de distinguer un coussinet ayant touché le sein de sa mère et imprégné de son lait d'un autre porté par une femme étrangère à sa vie. Le goût faisait déjà partie de sa sensorialité *in utero* : le liquide amniotique était imprégné des arômes des aliments ingérés par sa mère. Si vous aviez l'habitude d'en consommer, ne supprimez pas de votre alimentation les éléments susceptibles de parfumer votre lait car votre bébé connaît déjà le goût des poireaux, des asperges, du chou, de l'ail, etc. Il connaît également le goût d'une cuisine familiale épicée et montre une préférence très marquée pour le sucré.

À SAVOIR

Le goût est lié à l'odorat : des récepteurs situés dans les papilles de la langue associés à des récepteurs olfactifs du nez sont nécessaires pour apprécier une saveur.

CONSEILS

- S'il faut faire boire de l'eau à votre bébé par grande chaleur, sucrez-la un peu.
- Ne parfumez pas vos seins, ni avec de l'eau de toilette ni avec du lait corporel.
- Dans les premiers temps de l'allaitement, badigeonnez vos bouts de seins avec quelques gouttes de votre lait avant chaque tétée.

La peau de votre bébé : organe sensoriel transmetteur d'affectivité

La peau n'est pas une simple enveloppe du corps physique, c'est un organe sensoriel sensible, grâce à ses récepteurs nerveux, à la température, à la douleur, au toucher et à l'affectivité.

In utero, la peau est le premier organe des sens à se développer, c'est-à-dire le premier en connexion avec le système nerveux primitif de l'embryon. Dans votre ventre, votre bébé connaissait déjà le plaisir du contact avec la douceur du liquide amniotique et du placenta. Il appréciait d'être caressé par vos mains ou par celles de son papa, à travers votre paroi abdominale. C'était le début d'une communication affective primordiale.

La peau est un organe des sens qui perçoit et transmet les sentiments – ce qui explique les bienfaits du « peau à peau » et des massages, en particulier pour favoriser la croissance des prématurés. La peau est alors le lien qui permet la construction du sentiment de sécurité indispensable pour donner les bases de la confiance du bébé à l'égard de ses parents et du monde qui l'entoure.

C'est cette évidence qui a ouvert la voie à la pratique de l'haptonomie prénatale définie et expérimentée par Frans Velman. Le contact tactile établit dès la gestation une relation psycho-affective à laquelle le bébé non seulement répond, mais dont il peut être également l'initiateur. Pour ce chercheur en science de la vie, « l'être humain est dépendant de ceux qui le créent », non seulement de manière génétique et pour sa

AILLEURS

Les femmes indiennes massent leur bébé allongé sur leurs genoux, avec de l'huile de coco l'été et de l'huile de moutarde l'hiver. Elles terminent le massage par des assouplissements des membres, d'abord deux par deux puis opposés, c'est-à-dire en pratiquant plusieurs fois le croisement des deux bras, puis des deux jambes, puis d'un bras et d'une jambe. Le bain qui suit le massage vient à bout des dernières tensions et complète l'art du bien-être.

survie biologique, mais également pour la structuration de son affectivité et de sa conscience. L'haptonomie, communication précoce affective par le toucher transabdominal, apporte à l'être humain l'épanouissement indispensable à sa sociabilité future et favorise son développement psychomoteur et l'acquisition de son autonomie.

Le massage : prolongement de la communication affective prénatale

Depuis des millénaires, le massage des nourrissons est une coutume naturelle dans les cultures africaines et orientales, et le contact physique presque permanent est très favorisé (soutenu par une pièce d'étoffe, le bébé est souvent porté dans le dos de sa mère). Dans nos sociétés occidentales, le contact tactile est loin d'être une démarche aussi simple.
Le massage demande réflexion et motivation et ce n'est que depuis une vingtaine d'années qu'il est préconisé pour le nouveau-né. En France, c'est encore Frédérick Leboyer qui, dès les années 1970, propose, dans la continuité de ses théories et pratiques pour améliorer la naissance, l'art traditionnel du massage tel qu'il est pratiqué en Inde (*voir encadré ci-contre*).

Les bienfaits du massage

Votre bébé a besoin d'amour et de communication pour se construire. Le massage est une stimulation au même titre que la parole et a pour but de le sécuriser affectivement et de faciliter son développement psychomoteur.

En outre, le massage est une pratique essentielle et bénéfique :

- il renforce le lien affectif entre vous et votre enfant ;
- il améliore son sommeil en agissant sur le relâchement des tensions ;
- il agit favorablement sur sa physiologie et son système immunitaire ;
- il permet l'acquisition harmonieuse de sa coordination psychomotrice en renforçant sa musculature.

Toutefois, ne massez pas votre bébé :

- tant que le cordon n'est pas tombé et que la plaie ombilicale n'est pas bien cicatrisée.
- s'il présente les signes d'un ictère du nouveau-né ;
- s'il présente une lésion cutanée ou une boursouflure ;
- s'il n'apprécie pas ou s'il ne paraît pas en forme ;
- après un repas, exception faite pour le massage abdominal doux et dans le sens des aiguilles d'une montre pour calmer des coliques ;
- après une vaccination : attendez quelques jours, et ne touchez pas le point d'injection qui peut être douloureux.

Les meilleures conditions pour masser bébé

Quand ?

Il est préférable de masser son bébé lorsqu'il est éveillé et prêt à la communication. Le matin avant ou après le bain, le soir avant ou après le bain, à vous de choisir le moment le plus propice en dehors de la digestion.

À quelle fréquence ?

Si possible de manière régulière. Deux séances longues par semaine au minimum pour qu'il s'habitue, ou systématiquement une séance courte avant ou après chaque bain. Il faut que ce soit un moment de détente et de plaisir pour vous comme pour lui, en aucun cas une obligation.

Dans quel environnement ?

• Une pièce bien chauffée à 23-24 °C – un petit chauffage d'appoint peut être nécessaire.
• Un fond sonore apaisant : une musique douce ou une boîte à musique.
• Un drap de bain doux et chaud posé sur le coussin à langer sur votre lit ou, mieux, sur vos genoux, l'essentiel étant que vous soyez confortablement installés l'un et l'autre.

Avec quoi le masser ?

Utilisez de la crème hydratante spéciale bébé ou une huile hypoallergénique. Il en existe aujourd'hui dans les lignes de soins pour bébé. L'huile d'amande douce, très utilisée auparavant, peut provoquer une allergie (faites un test : appliquez une goutte sur son bras et attendez ; au bout de quelques minutes, si vous ne constatez pas de plaque rouge, il n'y a pas d'allergie).

En pratique

Les gestes du massage au premier mois

Dès les premiers jours, à chaque toilette et à chaque change, caressez sa peau et pratiquez le « peau à peau » pendant les tétées, et même si vous lui donnez un biberon.

La plaie ombilicale cicatrisée, l'ictère physiologique surmonté, vous pouvez commencer à l'habituer au massage.

Le visage

Commencez par lui masser le visage avec une crème hydratante : vos deux pouces partant de l'arête du nez et s'écartant au-dessus des arcades sourcilières, puis massez en partant des narines vers les joues.

CONSEIL

N'utilisez pas d'huiles essentielles pour le massage : beaucoup ne conviennent pas à un nourrisson. Elles possèdent une action thérapeutique qui peut être trop puissante et plus perturbante que relaxante pour un nouveau-né.

En revanche, deux à trois gouttes de lavande ou de camomille sur une compresse ou un diffuseur parfument l'air et sont propices à la détente.

PRÉPAREZ VOS MAINS

Retirez vos bagues, lavez vos mains soigneusement dans de l'eau bien chaude pour les réchauffer. Versez l'huile ou la crème dans vos mains et pas directement sur la peau de votre bébé, il aurait une sensation désagréable de froid. Cette recommandation est valable également lorsque vous le savonnez avec un savon liquide avant le bain.

Les mains et les pieds
Massez-lui la paume, puis les doigts un par un.
De même pour les pieds : la plante, puis les orteils séparément.

Le corps
Massez tous les endroits où sa peau desquame.
Enfin, massez-lui doucement le ventre par des mouvements circulaires s'il souffre de coliques ou de constipation.

Les gestes du massage après deux mois
Commencez par les massages auxquels il est déjà habitué. Augmentez le temps du massage de 5 à 10 minutes. Caressez la partie de son corps que vous allez masser.

Les bras
Positionnez votre bébé légèrement sur le côté. Tenez-lui la main et massez le bras en tournant dans les deux sens. Sans serrer trop fort, formez un bracelet de votre main. Terminez par la main, la paume puis les doigts un par un.

Les jambes
Procédez de même pour les jambes, terminez par les pieds. Insistez sur la plante avec vos pouces, faites des petits mouvements circulaires.

Le corps
Massez l'abdomen doucement des deux mains dans un mouvement croisé. Tracez une spirale autour de l'ombilic dans le sens des aiguilles d'une montre.
Pour le dos : mettez votre bébé sur le ventre (ou, mieux, en travers sur vos genoux), une main sur les fesses, l'autre descend de la nuque jusqu'aux fessiers le long de la colonne vertébrale, puis toujours dans la même position, tenez ses jambes et massez encore plus largement de la nuque jusqu'aux pieds.

Vous l'avez compris, le toucher, le massage et les contacts physiques favorisent l'adaptation de votre bébé à son nouveau monde. De plus en plus de maternités proposent une initiation à l'art du massage du bébé dans les suites de couches. N'hésitez pas à participer à ces séances. Si ce n'est pas le cas et que vous avez des difficultés à manipuler votre bébé, prenez rendez-vous avec une psychomotricienne. Elle procédera à un bilan neuropsychomoteur précoce de votre bébé et évaluera les difficultés éventuelles de votre relation.

CONSEILS DE SAGE-FEMME

- Au début, ne massez pas votre enfant entièrement nu, car le nouveau-né n'apprécie pas la nudité et il risque de prendre froid. Laissez-lui son body entrouvert.
- S'il est utile de vous inspirer d'une méthode, vous pouvez aussi vous laisser aller à votre instinct tout en étant guidée par les réactions de votre bébé.

À LIRE

- F. Leboyer, *Shantala*, Seuil, 2004.
- C. Voormann et G. Dandekar, *Massages pour bébé*, Vigot, 2002.
- P. Walker, *Je masse mon bébé*, Solar, 2003.
- K. Vyas, D. Belforti et S. Testas-Lemasson, *Le Massage des bébés selon la tradition ayurvédique*, Marabout, 2005.

Comment réagir à ses pleurs

Pour exprimer ses besoins et ses sentiments, votre bébé pleure. Il attend tout de vous et, suivant vos réactions à ses pleurs, il peut être sécurisé ou totalement déstabilisé. Sans réconfort, plus votre bébé pleure, plus son stress augmente, il lui est alors difficile de revenir à l'état de calme. Heureusement, dans le cas le plus fréquent, la moindre réponse de votre part le rassure.

Avant l'éducation : la sécurisation

Votre bébé pleure à son réveil, lorsqu'il se sent isolé, qu'il a faim, trop chaud ou froid, lorsqu'il est mouillé, fatigué ou qu'il souffre (par exemple de troubles digestifs). Il suffit que vous le preniez dans vos bras pour qu'il se calme.

Rassurer son bébé en le portant contre soi

Le premier mois, votre bébé a un extrême besoin d'être souvent contre sa maman, d'être rassuré par sa voix ou ses caresses. Il est difficile pour lui de s'adapter à une vie en solitaire après la relation fusionnelle sur les plans biologique, émotionnel et affectif qu'il vient de vivre. Or, il lui faut désormais se différencier de vous, prendre conscience de sa propre enveloppe corporelle. Pour y parvenir, il a besoin d'être touché, massé et porté.

Le porte-bébé

À l'extérieur ou à la maison, le plus confortable pour le premier mois est le porte-bébé-berceau (sorte de hamac en bandoulière). En lui permettant de retrouver la position fœtale, en le berçant, il lui procure un sentiment de sécurité associé à une bonne posture favorable à son tonus musculaire. En outre, le portage est bénéfique pour son développement psychomoteur.

Le portage « haptonomique »

Le dos de votre bébé est contre votre cœur et votre main gauche (pour les droitiers) passe entre ses jambes.

Selon Frans Veldman, qui recommande cette méthode, les gestes ont une grande signification : le bébé doit être tenu au niveau de « sa base », afin que ses jambes, ses bras et même sa tête conservent leur liberté. La position haptonomique de « sécurité de base » ouvre l'enfant vers l'extérieur, c'est la meilleure façon de porter votre bébé dès son deuxième mois pour favoriser son éveil.

CONSEIL

Si vous choisissez un porte-bébé « kangourou » de type ventral, il faut que ce soit un modèle adapté aux nouveau-nés, il ne doit pas permettre le ballottement de la tête. Les deux premiers mois, ce portage ne doit pas durer trop longtemps.

Après trois mois, lorsque votre bébé tiendra sa tête, vous pourrez l'installer dos contre vous, face au monde, cela stimulera ses facultés d'apprentissage.

«Être portés, bercés, caressés, être tenus, être massés, autant de nourriture pour les petits enfants.»
Frédérick Leboyer, Shantala, Seuil, 2004.

Pourquoi continue-t-il de pleurer ?

Il pleure pendant ou après un repas

Si même dans vos bras il ne se calme pas, c'est qu'il a peut être faim ou soif (en été, lorsqu'il fait chaud). Il suffit alors de le satisfaire.
Mais il peut pleurer aussi pendant ou après un repas : il s'arrête de téter, il pleure ; il a peut-être un inconfort digestif ou il n'est pas assez rassasié (*voir p. 99, «Comment savoir si votre bébé prend assez de lait ?»*).

S'il a bien bu, il a peut-être seulement encore besoin de téter pour s'adonner au plaisir de la succion. C'est un besoin impérieux qu'il est bon d'assouvir au moins pendant les premiers mois. Donnez-lui alors une tétine-sucette adaptée au nouveau-né surtout lorsqu'il a du mal à trouver le sommeil.

LA TÉTINE

«Selon une récente étude américaine menée sur plus de 500 familles, les bébés qui utilisent une tétine à l'heure du coucher sont trois fois moins exposés à la mort subite du nourrisson que ceux qui n'en utilisent pas.»
Parents Magazine, mars 2005.

Explication : en suçant une tétine, le bébé serait plus calme et il s'endormirait plus vite en conservant la position sur le dos. Ses voies respiratoires resteraient ainsi bien dégagées.

La tétine : pour ou contre ?

Points positifs

- La succion chez le nourrisson entraîne la sécrétion d'endorphines dont les propriétés sont relaxantes et analgésiques. Ce sont les hormones du bonheur naturel et du bien-être, ce qui explique qu'en suçant une tétine le bébé trouve plus facilement le sommeil.
- La succion d'une tétine n'entraîne pas de déformation des mâchoires si son emploi se limite à quelques mois. Ce qui n'est pas le cas pour le pouce dont la succion risque de se prolonger beaucoup plus longtemps… L'orthodontiste devra alors réparer les dégâts.

Points négatifs

- Elle tombe souvent et le bébé s'énerve.
- Elle n'est pas propre.
- Après 6 mois, cela devient franchement inesthétique.
- Comment va-t-il apprendre à parler avec sa tétine en permanence dans sa bouche ?
- L'enfant ne prend l'habitude de s'endormir qu'avec sa tétine et il réveille systématiquement ses parents la nuit lors de ses micro-réveils.

Solutions

Il faut restreindre son emploi à quelques mois et seulement dans le cadre de l'endormissement (elle ne doit pas quitter le berceau ou le lit).
En avoir plusieurs et les stériliser dans un bac de stérilisation à froid ; lorsqu'elle tombe dans le lit, la nettoyer avec une compresse et de l'eau de bouteille.

Il pleure : il a peut-être trop chaud ou trop froid

Par manque de maturité de son système de thermorégulation, le bébé est beaucoup plus sensible au froid et à la chaleur qu'un adulte.

Il vous faut donc être attentif à la température ambiante et à la manière dont votre bébé est habillé. Ne laissez pas son berceau devant un radiateur et ne le laissez jamais dans une voiture immobilisée au soleil, même si elle est équipée d'un pare-soleil.

S'il a trop chaud, son visage est rouge et peut présenter une éruption cutanée. S'il a froid, ses lèvres sont bleuâtres, ses mains et ses pieds sont froids. Sa température corporelle est une bonne indication : en dehors de tout signe pathologique, aux environs de 37,5 °C, il a trop chaud, en dessous de 36,5 °C, il a froid.

Lorsque sa température est élevée : dévêtissez-le, mais laissez-lui son body. Faites-lui boire un biberon d'eau. Reprenez sa température 30 minutes plus tard.

Lorsque sa température est basse : mettez-lui des chaussettes ou des chaussons aux pieds, un petit bonnet et entourez-le d'une couverture. Reprenez sa température une demi-heure plus tard.

CONSEIL

Lorsque sa température est normale, votre bébé a tout de même les mains et les pieds plus frais que le reste de son corps. Pensez à lui mettre des chaussettes ou des chaussons.

Comment dépister des cris de douleur

Un bébé qui souffre pousse des cris aigus et s'agite beaucoup. Si vous le prenez dans vos bras et que les pleurs s'intensifient, voire s'ils se transforment en sanglots, commencez par le mettre sur le ventre le long de votre avant-bras ou massez-lui doucement le ventre dans un mouvement en spirale pour calmer une colique.

Il ne se calme pas : observez-le

S'il a les yeux fermés, les sourcils froncés, la bouche ouverte et le sillon naso-labial marqué, pas de doute : il crie de douleur.

Il ne crie plus, mais son visage est crispé et il est physiquement anormalement calme ; il s'agit d'un état de prostration dû à une douleur trop prolongée : consultez le service d'urgences pédiatriques le plus proche.

Des pleurs alarmants sont caractérisés par un cri long, d'intensité croissante suivi d'une apnée et de secousses respiratoires.

Comprendre le rythme de sommeil du nouveau-né

Comme c'est le cas pour tout être humain, le sommeil de votre nouveau-né est régi par une alternance de cycles comprenant des phases de sommeil lent suivies de sommeil paradoxal ou agité. Toutefois, son mode de fonctionnement diverge radicalement de celui de l'adulte. Voici les clés pour mieux le comprendre.

ÉQUILIBRE

Si vous répondez sans retard à ses appels, votre bébé va être sécurisé pour l'avenir, voire pour toute son existence. Libérez-vous des principes éducatifs devenus caduques parce qu'ils sont nocifs à cet âge. En lui donnant confiance en ses parents au sein d'un environnement stable, vous favorisez l'équilibre psycho-affectif de votre enfant et lui permettez de s'adapter aux situations nouvelles.

Le rythme singulier du nouveau-né

Alors que, pour l'adulte, le sommeil est nocturne et occupe environ 8 h sur 24 h, chez le nouveau-né, il peut survenir le jour comme la nuit et le bébé a besoin en moyenne de 16 à 20 h de sommeil constituées de périodes de 2 à 4 h interrompues par des phases d'éveil générées par un besoin alimentaire fréquent. Le nouveau-né s'endort en sommeil agité (10 à 40 min) puis après une petite période transitoire suit le sommeil lent (environ 20 min). Ce cycle peut recommencer, ou le bébé peut se réveiller.

Votre bébé ne fait pas de différence entre le jour et la nuit

In utero, son sommeil était indépendant du vôtre, mais il était alors habitué à une différence de rythme de vie. Le jour, il était bercé par votre agitation, ce qui lui donnait l'envie de dormir. La nuit, il se retrouvait à l'horizontale avec plus d'espace pour bouger et se détendre, ce qui favorisait des phases d'éveil. Une fois né, il va lui falloir s'adapter à d'autres habitudes. D'où les questions que tous les parents se posent invariablement : au bout de combien de temps? Quand pourrons-nous espérer dormir la nuit?

En fait, il n'y a pas vraiment de règle… Cependant, avant la fin du premier mois (voire un peu plus), il est normal qu'un bébé ne fasse que peu de différence entre jour et nuit. Physiologiquement, il ne sera apte à dormir la nuit que vers trois mois. Et avant cinq à six mois, il lui est difficile de dormir seul dans sa chambre.

Pour favoriser son adaptation au rythme familial

Le jour

• Faites-le dormir dans le salon. Mis à part le temps d'une sieste en début d'après-midi, votre bébé est mieux près de vous dans un couffin ou un transat, rassuré par les bruits de l'environnement familial.

• Ne le couchez pas seul dans une pièce aux volets fermés. Il pourrait confondre la nuit et le jour.

La nuit

• Après le temps passé à l'étroit dans votre giron, il supporte très mal le vide autour de lui. Les deux premiers mois, ne le couchez pas dans un lit trop vaste, installez-le dans un couffin plus étroit que vous pourrez déplacer facilement ou poser sur son lit.

• Couchez-le sur le dos, sans oreiller et sans couette. Pour surélever légèrement le matelas, placez dessous, au niveau de la tête, un petit coussin.

• Gardez le couffin près de votre lit : s'il pleure, il vous suffira de prendre sa main dans la vôtre ou de lui redonner sa tétine pour qu'il se calme. Cette proximité avec sa mère le rassurera et, sans l'angoisse de la solitude, il peut s'adapter plus rapidement au rythme nocturne.

• Nourrissez-le d'une manière différente de celle de la journée en évitant de lui parler et d'allumer la lumière (prévoyez une veilleuse dans une prise électrique).

• Enfin, ne le changez pas en pleine nuit (au change précédent, enduisez ses fesses d'une bonne couche de crème protectrice).

Expérimentez cette méthode : il se rendormira beaucoup plus facilement et vous aussi.

Les cris du soir, un classique

Dans les premiers mois, certains bébés pleurent systématiquement tous les jours à la même heure, en général entre 20 h et minuit. Il peut s'agir de pleurs de douleurs dues à des coliques (*voir p. 114*).

Si ce n'est pas le cas, certains avancent des explications psychologiques à ces pleurs : tensions de fin de journée du bébé et des parents, angoisse à l'approche de la nuit, peur de la séparation nocturne… Quoi qu'il en soit, ces manifestations disparaissent après quatre mois.

Pour favoriser son endormissement

• Donnez-lui le bain le soir et faites-lui un petit massage des pieds et des mains.

• Après la tétée, laissez-le s'endormir sur votre sein. Branchez une boîte à musique ou posez vos mains chaudes et apaisantes sur sa poitrine ou son front en lui chantant une berceuse.

QUAND BÉBÉ RÊVE

• Pendant les phases de sommeil agité, votre bébé sourit ou grimace, il bouge parfois ses paupières et agite ses membres.

• Ne confondez pas ces signes avec une période d'éveil, ne le prenez pas dans les bras, ne lui parlez pas : il rêve.

• Vous troubleriez son rythme naturel au risque de dérégler l'alternance entre ses deux rythmes de sommeil.

• En période d'éveil, votre bébé acquiert un certain nombre d'informations ; lorsqu'il dort, il fixe ses acquis dans sa mémoire. Le rêve qui traduit cette mémorisation est utile à la maturation de son cerveau.

La sage-femme à domicile

La sage-femme est la spécialiste des suites de naissance et de la surveillance du post-partum. Par sa formation, ses compétences et sa vocation, la sage-femme pose la première pierre de la parentalité.

La sage-femme et le suivi post-partum

Pendant le séjour à la maternité, vous avez rencontré plusieurs personnes pour vous surveiller et s'occuper de votre bébé ; à la maison vous n'en avez plus qu'une seule pour vous accompagner, la relation devient alors plus personnalisée, plus humaine.

CONSEIL

N'hésitez pas à consulter une sage-femme libérale pour la préparation et pour le retour à la maison. Cela permet d'avoir une interlocutrice compétente en cas de problème avec le bébé.

À SAVOIR

Des réseaux « ville-hôpital » se sont mis en place dans toutes les régions pour faire face à la surveillance ante-partum à domicile et au retour précoce à la maison.

Le métier de sage-femme

Bien qu'elle soit ouverte aux hommes depuis 1985, cette profession reste pour le moment majoritairement féminine.

La formation

Le diplôme d'État de sage-femme est un diplôme de l'enseignement supérieur délivré par les unités de formation et de recherche des universités habilitées à cet effet.

Il est obtenu en quatre ans au terme d'un cursus comprenant la première année du premier cycle des études de médecine suivie de trois années de formation spécifique dans une école de sages-femmes et après la rédaction d'un mémoire de fin d'études universitaires.

Il s'agit d'une profession médicale avec droit de prescription et une compétence reconnue en matière de grossesse, d'accouchement et de surveillance des mères et des bébés.

L'exercice de la profession

Les sages-femmes en maternité hospitalière

Dans une maternité hospitalière, les sages-femmes sont omniprésentes à tous les niveaux de l'accompagnement et de la surveillance pré-, per- et postnatale. Elles y assurent :

- les consultations,
- la préparation à la naissance,
- les monitorings,
- des échographies,
- la surveillance des suites de couches.

Les sages-femmes à l'hôpital effectuent tous les accouchements normaux.

Les sages-femmes libérales

- Elles suivent à domicile l'évolution des grossesses pathologiques.
- Elles proposent des séances de préparation à la naissance et prennent en charge la surveillance des suites de naissance tant de la mère que du bébé, surtout après une sortie précoce.

LA LOI DU 9 AOÛT 2004

Elle donne plus de prérogatives à la profession de sage-femme. Entre autres :

- « La formation continue est obligatoire pour toutes les sages-femmes en exercice. »
- « La déclaration de grossesse peut être effectuée par une sage-femme. »
- « L'examen postnatal peut être pratiqué par une sage-femme si la grossesse a été normale et si l'accouchement a été eutocique. »
- « Les sages-femmes sont habilitées à prescrire une contraception hormonale dans les suites de couches, lors de l'examen postnatal et après une interruption volontaire de grossesse. »
- « Les sages-femmes peuvent prescrire les examens strictement nécessaires à l'exercice de leur profession. Elles peuvent prescrire les médicaments d'une classe thérapeutique figurant sur une liste fixée par arrêté ministériel. »
- « Les sages-femmes sont autorisées à pratiquer les vaccinations dont la liste est fixée par arrêté du ministre chargé de la santé. »

• Elles pratiquent également la rééducation périnéale.
• Certaines proposent même « l'accompagnement global », c'est-à-dire : consultations, préparation, accouchement et suivi post-partum. Elles sont alors attachées à un plateau technique de maternité.

Une sage-femme à domicile

Lors de votre retour à la maison, pensez à faire appel aux services d'une sage-femme libérale, même si vous avez accouché normalement et si vous n'avez pas bénéficié d'une sortie précoce avec l'encadrement d'un réseau périnatal.

La sage-femme est votre interlocutrice privilégiée pour surveiller médicalement cette période de suites de couches et l'évolution de votre bébé dans ses premiers jours, pour répondre à vos interrogations ou pour vous aider à surmonter une complication.

Trois à cinq jours passés à la maternité ne suffisent pas pour apprécier la qualité de l'allaitement, ni pour faire face à une cicatrisation d'épisiotomie ou de sutures de césarienne. Sans compter les manifestations de baby-blues qui peuvent survenir au moment de la sortie de maternité lorsque vous vous trouvez seule face à votre nouveau-né, mise en demeure d'acquérir rapidement les connaissances nécessaires à votre nouveau rôle de mère.

Ses compétences

D'après une circulaire DHOS (Direction des hôpitaux et organisation de la santé) du 4 février 2004, la prise en charge du post-partum à domicile par les sages-femmes consiste à :

• organiser un suivi médical,
• dispenser des soins,

« Après un accouchement difficile, j'ai apprécié d'avoir été préparée aux suites de couches par ma sage-femme. Les hôpitaux donnent leur numéro de téléphone, mais on ne tombe pas forcément sur quelqu'un de disponible. J'ai été très bien préparée à l'allaitement. Résultat : pas de crevasse, pas d'engorgement et pas de douleurs, contrairement aux autres mamans avec qui je parle ; et le tire-lait conseillé est très bien. Ils n'ont pas suffisamment de temps dans les maternités pour nous aider autant que l'allaitement le nécessite dans les premiers jours. Après un forceps et une épisiotomie, c'est encore les conseils de ma sage-femme qui m'ont aidée à guérir plus vite (éosine, crème au calendula et homéopathie). »

Violaine,
mère d'Hugo, 3 mois

« Après mon accouchement, j'ai choisi de rentrer chez moi plus tôt et d'être hospitalisée à domicile. Je recevais la visite d'une sage-femme qui m'a apporté une très grande aide. Je me suis retrouvée avec mon bébé sans savoir comment faire et j'ai un peu tout fait de travers. J'ai parlé de mes difficultés à la sage-femme (baby-blues, bébé qui pleure et ne veut pas dormir, peur de lui faire prendre le bain, les coliques...). Elle m'a donné des conseils : comment, par exemple, le faire dormir dans un couffin. C'était comme un miracle : mon bébé s'est mis à dormir paisiblement ! Je ne sais pas comment je m'en serais sortie sans son aide et ses conseils. »
Leïla, maman de Faris, 1 mois

- donner des conseils de puériculture,
- prodiguer des conseils d'hygiène,
- accompagner l'allaitement maternel ou artificiel,
- évaluer le risque psychosocial,
- conseiller en matière de contraception,
- dispenser des conseils en matière de prévention et d'éducation sanitaire.

L' HAD ou hospitalisation à domicile

L' HAD est le plus ancien des réseaux de soins à domicile : il a été créé à Paris en 1957 par l'Assistance publique de Paris pour le système général de soins, en 1978 pour l'HAD obstétrique ante-partum et en 1986 pour l'HAD pédiatrique et post-partum.

Les admissions au sein de ce réseau sont proposées par les établissements hospitaliers de l'Assistance publique ou ceux ayant passé une convention avec l'HAD. Cette formule permet en particulier la surveillance à domicile de patientes suivies ou ayant accouché dans les maternités de ces hôpitaux.

L'HAD obstétrique

La base coordinatrice de ce service pour Paris est composé d'un obstétricien, d'une sage-femme cadre supérieur, d'une sage-femme cadre, d'une dizaine de sages-femmes et de secrétaires. Soixante sages-femmes libérales travaillent en partenariat avec l'HAD suivant le décret du 8 août 1991.

En ante-partum, l'HAD prend en charge le suivi à domicile des grossesses à risque, le plus souvent par télémonitorages transmis par téléphone par la patiente au siège du réseau où une sage-femme interprète le tracé de l'enregistrement de l'électrocardiogramme fœtal. La surveillance ne se réduit pas à la télétransmission, une sage-femme effectue des visites à domicile pour une surveillance médicale classique et un soutien psychologique.

L'HAD post-partum

Il s'agit du suivi postnatal à domicile des sorties précoces. Ce système a fait ses preuves tant du point de vue humain, sécuritaire et qualitatif que du point de vue des économies budgétaires.

La moindre complication ou séquelle douloureuse, les problèmes d'allaitement, les baisses de moral... tout peut être surmonté avec l'aide d'une professionnelle qui pourra également vous conseiller pour le sevrage, la contraception et pratiquer la rééducation périnéale si vous en avez besoin.

HAD ou sage-femme en direct ?

• Renseignez-vous sur les possibilités de prise en charge par un réseau obstétrico-pédiatrique dans votre région. Il en existe dans la plupart des grandes villes de province et dans leur périphérie.

• Si cette possibilité de surveillance à domicile ne vous est pas offerte, appelez en direct une sage-femme libérale de votre secteur (il suffit de chercher dans les pages jaunes de l'annuaire téléphonique).

Les prestations effectuées par les sages-femmes sont remboursées à 100% par la Sécurité sociale pour les suites immédiates de naissance.

À SAVOIR

Les prestations en HAD obstétrique sont totalement prises en charge par la Sécurité sociale.

L'allaitement à la maison

À la maternité, vous étiez entourée, vous pouviez facilement trouver des réponses à vos doutes et un soutien pour vous conforter dans votre choix. Livrée à vous-même et à votre bébé, vous pouvez être confrontée à des questions et des problèmes.

ADRESSES UTILES

- **La Leche League**
(Informations et soutien pour l'allaitement maternel)
Site : www.lllfrance.org
Tél. : 01 39 58 45 84
- **Solidarilait**
(Réseau d'associations, de parents et de professionnels de santé concernés par l'allaitement maternel et l'accueil de l'enfant)
Site : www.solidarilait.org
Tél. : 01 40 44 70 70

Vous avez choisi de lui donner le sein

Dans un premier temps, pensez à demander aide et conseils à une sage-femme libérale ou contactez une association ayant pour vocation l'information sur l'allaitement (*voir encadré ci-contre*).

Dans la plupart des cas, tout se joue dans la première semaine. Puis une fois les crevasses éventuelles, la montée laiteuse et le pic fébrile surmontés, tout commence à s'installer, notamment le rythme des tétées, le choix de la position et la relation privilégiée qui vous lie désormais à votre bébé.

Pour un allaitement réussi, il faut :

- 2 soutiens-gorge d'allaitement
- 2 coupelles d'allaitement pour la journée
- 1 boîte de coussinets pour la nuit (à mettre dans le soutien-gorge entre les tétées. Les coupelles évitent la macérations des mamelons, les coussinets sont plus confortables pour dormir).
- 2 protège-seins
- 1 tire-lait
- 1 traversin d'allaitement
- 2 biberons avec tétines en silicone
- des sachets de conservation
- 1 chauffe-biberon pour décongeler.

Les précautions à prendre

- Ne buvez pas d'alcool, pas de café, seulement du thé vert léger. Si vous voulez fêter la naissance avec une coupe de champagne, buvez-la juste après une tétée.
- Ne fumez pas. Si vous ne pouvez vraiment pas faire autrement, ne fumez qu'une seule cigarette juste après une tétée et pas dans la même pièce que votre bébé.
- Ne pratiquez aucune automédication excepté homéopathique.
- Ne maniez pas de substances toxiques.
- Évitez dans la mesure du possible toutes pollutions atmosphériques.
- Ne vous parfumez plus (hydratez votre corps avec un produit pour bébé).
- Ne vous teignez pas les cheveux (préférez les reflets naturels d'un shampooing à la camomille ou au henné).
- Si possible, préférez les produits frais cultivés sans pesticide.

Les questions le plus souvent posées à la sage-femme

« La tension de mes seins est douloureuse, que puis-je faire pour me soulager ? »

Il ne faut pas laisser un engorgement s'installer car il ne s'agit pas d'un trop plein de lait mais d'un œdème diffus des tissus interstitiels du sein qui, s'il perdurait, vous prédisposerait à des complications septiques.

- Pour calmer la douleur : 2 comprimés de paracétamol 3 fois par jour.
- Pour accélérer la circulation sanguine, prenez des douches chaudes, faites-vous des cataplasmes chauds d'argile verte.
- Pour stimuler la sécrétion lactée, mettez souvent votre bébé au sein : cela déclenchera le flux et remettra en action la production lactée.

CATAPLASMES D'ARGILE

Versez de l'argile verte concassée dans un récipient en terre et diluez dans de l'eau de source chaude en remuant avec une cuillère en bois. Ouvrez deux compresses, étirez-les, mettez une couche épaisse d'argile entre les deux et appliquez sur le sein engorgé.

Homéopathie

Pulsatilla 9 CH, 3 granules 3 fois par jour ;
Bryonia 9 CH, 3 granules 3 fois par jour.
À prendre jusqu'à la disparition des symptômes.

« Dois-je me servir d'un tire-lait ? »

L'emploi du tire-lait peut être utile, voire indispensable, dans certaines circonstances (par exemple, lorsque l'on doit allaiter un bébé malade ou prématuré qui se trouve temporairement hospitalisé).

Après la naissance d'un enfant sans problème particulier, le tire-lait est également utile pour alléger les contraintes de l'allaitement maternel. Le tire-lait peut vous permettre de vous absenter occasionnellement ou de passer le relais de temps à autre au papa qui a lui aussi très souvent envie de participer à l'alimentation de son enfant. Ce peut être également la solution pour faire perdurer l'allaitement au sein au-delà de la reprise du travail.

CONSEIL

Lors de l'emploi du tire-lait, pour faciliter la sécrétion lactée, massez vos seins puis pensez aux sentiments que vous inspire votre enfant pendant l'aspiration.

D'autre part, sachez que c'est le matin que votre lait est le plus abondant.

En pratique :

- Suivez scrupuleusement les conseils du mode d'emploi pour le nettoyage et la stérilisation du tire-lait que vous avez choisi.
- Massez vos seins de la base vers le mamelon avant de commencer.
- Lavez-vous soigneusement les mains.
- Recueillez votre lait dans un sachet stérile ou un biberon stérilisé.
- Vous pouvez tirer votre lait n'importe quand en faible quantité, mais impérativement après une tétée jamais entre deux.
- Lorsque vous avez beaucoup de lait, vous pouvez donner un sein à votre bébé et vous servir du tire-lait pour l'autre sein, en alternant à chaque tétée.

À SAVOIR

Un complément de lait en poudre peut être donné pour raison médicale, par exemple lorsque la courbe de poids du nourrisson stagne ou diminue.

ALLAITEMENT

L'allaitement mixte ne peut être qu'une solution transitoire, car s'il est prolongé, le bébé aura tendance à réclamer moins souvent, à dormir plus longtemps, et la production de lait aura tendance à diminuer voire à se tarir.

Pratiquez-le le temps d'être rassurée sur la prise de poids normale de votre enfant et sur vos capacités à donner le sein.

Enfin, sachez qu'il est toujours possible de revenir à l'allaitement maternel exclusif en faisant téter votre bébé plus souvent pour réamorcer la lactation.

TENDANCE

Actuellement, nombre de maternités continuent à donner facilement un complément au biberon en attendant la montée laiteuse, surtout après une césarienne. Cette tendance va certainement perdre de l'importance dans les années à venir.

Pour conserver votre lait :

Immédiatement après l'avoir recueilli, vous pouvez conserver votre lait 24 heures au réfrigérateur et plusieurs semaines au congélateur.

Après avoir été conservé au froid, il doit être réchauffé dans un chauffe-biberon, puis secoué pour obtenir une bonne homogénéisation.
N'utilisez pas votre four à micro-ondes, son action étant susceptible de détruire certains des composants du lait maternel.
Ne recongelez jamais du lait ayant été décongelé.

Le tire-lait mécanique à piston :
- Il est recommandé pour un usage très occasionnel.
- Pratique et peu encombrant, il existe aujourd'hui des modèles de plus en plus sophistiqués, certains comprenant des coussins masseurs qui reproduisent l'action de la bouche du bébé lorsqu'il tète.

Le tire-lait électrique :
- Il est recommandé pour une utilisation fréquente.
- Il permet l'expression plus rapide des deux seins, surtout lorsqu'il s'agit d'un tire-lait double.
- Vous pouvez en louer un chez votre pharmacien.

« Je n'ai pas assez de lait, dois-je donner un complément ? »

Avant de penser à donner un complément de lait en poudre pour nourrisson :
- commencez par vous reposer, votre bébé couché à côté de vous et allaitez plus souvent comme à la maternité ;
- buvez au moins 2,5 litres par jour d'eau, de jus de fruit, de bouillon de légumes, de tisanes au fenouil ou à l'anis ;
- prenez Galactogil, 2 cuillères à soupe de granulés 3 fois par jour.

Homéopathie
Urtica Urens 9 CH, 3 granules 3 fois par jour ;
Baryta Carbonica 9 CH, 2 granules 3 fois par jour.

Allaitement mixte

Si des biberons de complément ont déjà été donnés à la maternité et si vous préférez vraiment continuer quelques jours pour vous rassurer et vous donner confiance en vos capacités :
- donnez les deux seins, dix minutes pour chaque, avant le biberon (60 ml devraient suffire) ;
- utilisez des tétines en silicone avec écoulement peu rapide. La succion de la tétine ne doit pas être trop facile par rapport à celle de votre mamelon : ainsi votre bébé passera de l'une à l'autre sans grande difficulté.

L'allaitement mixte est considéré comme une véritable hérésie par certains, l'allaitement maternel exclusif étant le mode d'alimentation parfait pour un nourrisson. En effet, théoriquement, le moindre biberon de lait industriel peut compromettre le mécanisme de la lactation et les bienfaits de l'allaitement au sein.

Dans la pratique, les choses paraissent moins tranchées si vous donnez prioritairement à chaque tétée vos seins avant le biberon ou, mieux encore, lorsque le biberon n'est pas systématique. La plupart des bébés savent passer de la succion aréolaire profonde à la succion-aspiration d'une tétine en silicone percée d'un seul orifice « spécial nouveau-né ». Et si ce petit complément – rassurant pour vous et rassasiant pour votre bébé – vous permet d'être l'un et l'autre plus sereins sans pour autant abandonner l'allaitement au sein, c'est une solution envisageable à court terme.

« Comment savoir si mon bébé prend assez de lait ? »

L'allaitement maternel ne permet pas de maîtriser les quantités de lait ingéré, ce qui peut être pour vous un sujet d'inquiétude. Si c'est le cas, commencez par louer un pèse-bébé. Naturellement, il ne s'agit pas de peser votre enfant avant et après chaque tétée. Une pesée quotidienne la première semaine, puis tous les deux jours, voire seulement deux fois par semaine par la suite, doit être suffisante pour vous rassurer.

Après la perte de poids normale des premiers jours (entre 5 à 10 % du poids de naissance maximum), la courbe de poids doit être régulière et ascendante, même de peu. Parfois elle peut être stagnante sans que ce soit alarmant, **mais elle ne doit pas chuter** (dans ce cas, il faut consulter au plus vite).

Assurez-vous que :
1. votre bébé tète régulièrement entre 20 et 30 min, 6 à 7 fois par jour ;
2. ses urines sont abondantes (cinq mictions ou plus par 24 h) ;
3. ses selles sont jaunes d'or, un peu liquides si votre bébé est nourri au sein, parfois grumeleuses et verdâtres après oxydation (en moyenne quatre à six selles par 24 h).

Comment savoir si votre bébé « ne prend pas assez » ?

• Il pleure systématiquement après chaque tétée.

Revoyez sa position : tout son corps, comme son visage, doit être face à vous surélevé par un coussin.
Vérifiez aussi si sa prise de bouche est bonne : il doit avoir dans sa bouche toute l'aréole. Vous pouvez l'encourager en pressant un peu votre sein juste au-dessus de l'aréole.
Si vos mamelons sont douloureux, cela vous empêche d'être détendue

CONSEIL

Chaque pesée de votre bébé doit être effectuée à la même heure et dans la même situation : déshabillé avant le bain ou systématiquement avec un body s'il n'aime pas être nu.

À SAVOIR

La prise de poids moyenne d'un nourrisson est de 25 à 30 g par jour et de 180 à 250 g par semaine. Si vous n'avez pas de pèse-bébé, vous pouvez vous rendre une fois par semaine dans un centre de PMI proche de votre domicile.

VITAMINE K

Le lait maternel étant pauvre en vitamine K, cette vitamine est systématiquement prescrite à tous les nouveau-nés lorsqu'ils sont nourris exclusivement au sein, à raison d'une ampoule de 2 mg par semaine donnée à la pipette. Il s'agit de la prévention de la maladie hémorragique du nourrisson qui, dans sa forme tardive, peut apparaître entre la 2e et la 12e semaine du bébé.

CONSEIL

Si votre bébé est souvent somnolent lorsque vous le mettez au sein, s'il tête quelques minutes seulement et qu'il s'endort avec votre aréole dans sa bouche, faites-lui faire un rot, parlez-lui, changez-le, caressez-le et proposez-lui l'autre sein.

RÉGIME

Votre régime alimentaire doit être riche :

- en calcium (1 200 mg par jour sont nécessaires),
- en vitamine B9 (épinards, pois chiche…)
- et en zinc (œufs, flocons d'avoine).

et votre bébé le ressent, il abrège son temps de succion. Utilisez momentanément des bouts de seins protecteurs et soignez vos crevasses.

• Sa courbe de poids ne progresse pas après la petite dépression physiologique des premiers jours.
La courbe de poids de votre bébé devient ascendante d'autant plus rapidement que celui-ci reste près de vous, que vous l'allaitez et qu'il bénéficie d'un apport suffisant en colostrum. Ensuite, sa courbe de poids doit augmenter de façon régulière. Courbe de poids et prise de la température sont les deux principaux repères pour apprécier son état de santé.

• Ses selles, mais surtout ses urines sont peu fréquentes.
Il vous faut tenir un petit carnet de bord où vous notez l'heure des tétées, leur durée ainsi que le nombre de selles et de couches mouillées par 24 h. Votre bébé doit prendre au minimum six à sept repas par jour qui doivent durer entre 10 et 15 min pour chaque sein (ou un seul au moins 20 min) espacés en moyenne de 2 à 4 h. S'il est préférable de ne pas le réveiller pour manger, mieux vaut le faire lorsque la dernière tétée a eu lieu il y a plus de 4 h (excepté en pleine nuit).

• Si votre bébé a moins de cinq mictions par 24 h, sa ration alimentaire est insuffisante.
En revanche, un nombre de selles inférieur ou égal à deux, voire pas de selles en 24 h, n'est pas nécessairement le signe que votre bébé n'est pas assez nourri. Une constipation occasionnelle n'est pas alarmante, c'est seulement si elle est associée à des urines peu abondantes que le symptôme devient significatif.

« Dois-je modifier mon alimentation pour allaiter ? »

Votre alimentation doit être variée, équilibrée et suffisante pour assurer une bonne lactation en conservant votre énergie.

Il ne faut manger aucun aliment en trop grande quantité ; cet excès pourrait se répercuter sur l'intestin de votre bébé. En particulier, ne faites pas d'excès de jus de fruits ou de chocolat. Inutile de boire beaucoup plus de lait que d'habitude, ce changement pourrait accroître le risque d'allergie au lait de vache chez votre enfant.

Votre apport énergétique quotidien doit être entre 2000 et 2700 calories (environ 500 calories supplémentaires journalières sont nécessaires pour allaiter).
Ajoutez à vos trois repas habituels un goûter, voire une collation nocturne en cas de petite fringale (composée de céréales et d'un laitage).
Mangez de manière variée à chaque repas un aliment des groupes de bases contribuant à une alimentation équilibrée :

- de la viande (de préférence blanche), du poisson (riche en acides gras essentiels) ;
- des légumes frais, crus, cuits et secs (les fruits oléagineux – amandes, noix, noisettes – sont particulièrement recommandés) ;
- des féculents (pommes de terre, pâtes, pain…) ;
- des produits laitiers, mais attention au beurre et à la crème (il ne faut pas abuser du beurre et la crème doit être allégée).

CONSEIL

Vous êtes habituée à une alimentation « aillée » ou épicée, ne changez rien, votre bébé risquerait de trouver votre lait bien fade par rapport aux saveurs goûtées dans le liquide amniotique.

Pensez à :

- remplacer le beurre par des huiles végétales d'olive, de colza ou de noix ;
- éviter les aliments ayant un goût trop prononcé tels que les choux, les asperges… qui parfois contrarient les papilles du bébé. Cependant, votre bébé connaît et apprécie certaines saveurs connues déjà *in utero* par l'intermédiaire du liquide amniotique ;
- boire plus de 2 l par jour (eau, tisane, jus de fruit, bouillon de légumes).

À SAVOIR

Allaiter pourrait être le moyen de retrouver votre ligne d'une manière naturelle. La fabrication de lait nécessiterait l'utilisation des réserves de graisses qui se sont accumulées dans les fesses et les cuisses pendant la grossesse.

Prenez en supplémentation :
Elevit B9, Oligobs Allaitement.

« Puis-je continuer à allaiter en cas d'infection du sein ? »

En cas de lymphangite

Il s'agit d'une inflammation des tissus mammaires : le sein est rouge et douloureux, la température reste à 39 ou 40 °C malgré la prise de paracétamol. Même si l'apparition d'un état grippal est impressionnante, la lymphangite est une affection bénigne. Les germes peuvent avoir pénétré le sein par le mamelon ou par le sang maternel. Le sang a pu être contaminé à partir d'un foyer infectieux, le plus souvent urinaire ou utérin. Au début des symptômes, le lait n'est pas encore infecté, les microbes sont dans le système lymphatique du sein dans lequel ils sont neutralisés. Dans un premier temps, continuez à allaiter le plus souvent possible pour désengorger le sein.

Soigner une lymphangite

- **traitement allopathique :** par des anti-inflammatoires et antibiotiques adaptés au germe responsable (des médicaments sans toxicité pour le bébé vous seront prescrits).

Vous pouvez continuer l'allaitement au sein au moins sur celui qui n'est pas atteint et tirer le lait de l'autre et le jeter, momentanément.

- **traitement local :** utilisez de l'antiphlogistine en emplâtres chauds ou des cataplasmes d'argile verte concassée diluée dans de l'eau chaude ou froide suivant ce qui vous soulage le mieux.
- **traitement homéopathique :**

Pyrogénium 5 CH, 3 granules par jour ;
Belladonna 4 CH, 3 granules 2 fois par jour ;
Bryonia 9 CH, 3 granules 3 fois par jour.

À SAVOIR

Pour une affection générale, en principe, chaque maladie a une incidence particulière sur l'allaitement, c'est le médecin qui décide au cas par cas, mais il doit toujours privilégier les traitements compatibles avec l'allaitement.

En cas d'abcès du sein

Il s'agit d'une infection du sein due à une bactérie – c'est une complication très rare : le sein est très douloureux dans une zone bien délimitée ; on localise une masse dure à la palpation. La douleur est intense et pulsative, elle s'accompagne d'un pic thermique à 40 °C.

Tant que le lait n'est pas purulent, vous pouvez continuer l'allaitement. Faites régulièrement **le test du mouchoir** : mettez quelques gouttes de votre lait sur un mouchoir blanc, si la tache est jaune verdâtre, le lait est infecté. Tirez votre lait et jetez-le, l'arrêt de la lactation est en général de courte durée. Continuez à donner le sein non atteint.

Traitement de l'abcès du sein

- Il est parfois nécessaire d'inciser chirurgicalement la lésion pour mettre en place un drain évacuateur.
- Des antibiotiques compatibles avec l'allaitement permettent de continuer à allaiter avec l'autre sein.
- Pour éviter l'incision, faites des cataplasmes froids d'argile verte que vous changerez toutes les deux heures.
- En homéopathie, dès la formation de l'abcès :
  Belladonna 9 CH, 3 granules 3 fois par jour,
  Hépar sulfuris 9 CH, 3 granules 3 fois par jour.

IMPORTANT

Sachez que pour une infection bénigne d'origine virale (rhume-angine-pharingite), il n'est pas logique d'arrêter l'allaitement, car votre bébé a beaucoup de risque d'être contaminé même s'il est privé de votre lait. Or s'il continue à prendre le sein, il sera plus à même de lutter contre le virus en ingérant les anticorps de votre lait.

« Une contraception pendant le temps de l'allaitement, est-ce vraiment utile ? »

Le retour de couches survient en général quatre à six semaines après l'accouchement, mais un allaitement au sein exclusif et intense le retarde. Cependant le cycle suivant est ovulatoire même si vous continuez à allaiter. **Il est donc impératif de penser à une contraception.**

La plus utilisée pendant cette période est la contraception orale. Les pilules faiblement dosées en œstro-progestatifs – mini- ou micropilules – ne présentant pas de contre-indication avec l'allaitement.

Conseils :

- Ne sortez pas de la maternité sans votre prescription. En cas d'oubli, demandez l'ordonnance à la sage-femme qui vous suit à domicile.

• Commencez la plaquette au **15e jour après l'accouchement** et prenez une pilule tous les jours à la même heure sans jamais l'oublier.
• Enchaînez les plaquettes, sans interruption, jusqu'au sevrage ; vous pourrez ensuite choisir une contraception moins contraignante (*voir p. 156 à 158, « La reprise de la contraception »*).

« Si je décide d'arrêter l'allaitement, comment dois-je procéder ? »

• Le sevrage a lieu au cours des deux premiers mois

C'est le cas le plus fréquent en France (moins de 15 % des mères françaises continuent à allaiter trois mois après la naissance de leur enfant) Et pour que le sevrage soit plus serein, les premiers biberons sont souvent donnés dès la 6e semaine. En général, le bébé vit bien ce changement à condition de ne pas trouver trop de différence dans l'intensité des rapports affectifs avec sa mère et à condition que la prise de biberon reste un moment très privilégié.

• Le sevrage a lieu après trois mois

S'il n'a jamais connu de biberon, il arrive parfois que le bébé montre une certaine réticence à s'adapter à un nouveau mode d'alimentation, à un lait au goût différent. Voici comment procéder.

1. D'abord, tirez votre lait et donnez-le-lui de temps en temps au biberon.
2. Passez au lait 1er âge ou 2e âge après le 5e mois.

• Quelle que soit la date à laquelle vous prenez votre décision, le protocole est le même : commencez par remplacer une tétée par un biberon pendant quelques jours, puis passez à deux biberons quotidiens, puis à trois... Votre production de lait va diminuer. Il vous faut décider alors de l'arrêt total – ce qui est parfois difficile (et plus encore pour vous que pour votre bébé !).

Après la dernière tétée, videz totalement vos seins, mettez un soutien-gorge et croisez par-dessus un bandage quelques heures seulement (*voir encadré ci-contre*). Cependant, si vos seins gardent encore un peu de lait, ne remettez plus votre enfant au sein. Tirez le lait, jetez-le et faites-vous prescrire un gel anti-inflammatoire.

CONSEIL

Vous pouvez arrêter l'allaitement à n'importe quel moment à condition tout de même que le sevrage soit progressif.

SEVRAGE

Pour vous aider dans le processus de sevrage, prenez pendant les derniers jours où vous ne donnez plus qu'une ou deux tétées :

Pulsatilla 12 CH, 1 dose le matin pendant 3 jours,

Calcarea carbonica 5 CH, 3 granules 2 fois par jour,

Lac caninum 5 CH, 3 granules le soir,

Après l'arrêt total, prenez *Ricinus 30 CH*, 1 dose par jour pendant 4 jours.

À SAVOIR

Le bandage serré des seins a longtemps été utilisé pour neutraliser la montée du lait. Il est aujourd'hui rendu responsable de dommages esthétiques, si l'on ne prend pas la précaution de mettre un soutien-gorge en dessous. Le drapage croisé est moins agressif pour la musculature des seins. Son utilisation doit être ponctuelle et très limitée. Mais cela reste un moyen mécanique efficace pour arrêter la lactation.

MISE EN GARDE

Le lait est un milieu particulièrement apprécié des germes microbiens. Ne pas stériliser les biberons expose le bébé à des problèmes digestifs.

L'allaitement au biberon

« La stérilisation des biberons est-elle indispensable ? »

Pendant les six premiers mois, il est préférable de stériliser les biberons, les tétines et tous les accessoires servant à l'alimentation de votre bébé. Vous pouvez conserver les biberons stérilisés, prêts à l'emploi, pendant vingt-quatre heures au réfrigérateur. Après chaque utilisation, lavez-les soigneusement à l'aide d'un goupillon. Procédez de même avec les tétines, bagues et couvre-tétines.

La stérilisation par ébullition demande 20 min dans un stérilisateur ou dans une simple casserole.

La stérilisation à froid se fait dans un bac contenant une solution antiseptique après 30 min d'immersion minimum. Biberons et tétines doivent être rincés à l'eau pour supprimer toute odeur qui pourrait paraître suspecte à un bébé.

Comment préparer la bonne ration nécessaire à votre bébé ?

À la maternité, les biberons vous arrivaient tout préparés. De retour à la maison, vous devez reconstituer le lait et évaluer la bonne ration à donner à votre bébé.

1re règle : il faut 30 ml d'eau pour une mesurette arasée de poudre.
2e règle : la reconstitution de lait se fait toujours de 30 ml en 30 ml.

Les rations ne sont plus aussi précises qu'elles l'étaient au temps où la puériculture était réglementée par des principes très stricts et désormais caduques. Théoriquement, la ration adaptée au besoin du nouveau-né à chaque repas augmentait de 10 g par jour jusqu'au 7e jour, puis passait de 70 à 90 g la semaine suivante.
Aujourd'hui, les biberons sont reconstitués de 30 ml en 30 ml (60 ml, 90 ml, 120 ml, 150 ml...) – ce qui permet une meilleure précision dans la reconstitution, et c'est votre bébé qui régule sa ration selon son appétit.
Lorsqu'il termine totalement un biberon, passez à la ration de 30 ml au-dessus – ce qui ne signifie pas qu'il doive tout boire dès les premières tétées. La ration doit être au-dessus de ses besoins ; aussi, n'insistez jamais pour qu'il termine le biberon s'il n'en a pas envie.

L'utilité du rot

Il correspond à l'air inévitablement ingurgité au moment de la tétée. Pour en diminuer l'importance, à la fin d'une tétée, il faut tenir le biberon plus relevé pour remplir totalement la tétine de lait.

Le rot est plus évident lorsque le bébé est nourri au biberon, en effet la succion du mamelon maternel assure une meilleure étanchéité à l'air que la tétine ; en outre, le bébé boit plus vite au biberon. Une pause et un rot à mi-biberon peuvent diminuer l'inconfort d'une aérophagie inévitable.

RATIONS

Les premiers biberons de votre bébé font tous 60 ml, puis vers le 5e, 7e jour (voire plus tard), ils passent à 90 ml. Lorsque votre bébé terminera le biberon de 90 ml, vous reconstituerez 120 ml. À quatre semaines, votre bébé boit en moyenne six biberons de 105 à 120 ml avec souvent un biberon de nuit. Au-dessus de 120 ml, le pédiatre vous conseillera pour l'augmentation des rations.

Les précautions à prendre lors de l'allaitement au biberon

- Lavez-vous soigneusement les mains avant de manipuler biberons, tétines, mesurette et poudre de lait.

- Ne posez jamais la mesurette ailleurs que dans l'espace réservé à cet effet dans la boîte.

- Arasez la mesurette à l'aide du couvercle de la boîte ou d'un couteau stérilisé.

- Refermez rapidement la boîte et conservez-la au réfrigérateur.

- La reconstitution du lait doit être très précise. Une mesurette trop remplie pourrait être la cause de troubles digestifs (en particulier constipation) chez votre bébé. Une quantité insuffisante de poudre par rapport à l'eau donnerait un lait pas assez nutritif.

- Si votre bébé est très lent pour téter au biberon, il s'agit peut-être d'un problème de tétines. Préférez celles en caoutchouc naturel à trois vitesses qui demandent moins d'effort et régulent le débit. La vitesse choisie (1, 2 ou 3) doit être positionnée sous le nez du bébé.

- Si votre bébé régurgite, ne vous inquiétez pas, il a seulement ingéré un peu trop de lait ou bu trop vite. À partir de 90 ml, donnez le biberon en deux temps et faites faire un rot à votre bébé à mi-biberon.

Votre bébé au jour le jour

Après les repas, le bain, les changes, la surveillance de son état de santé, l'aménagement de son espace de vie et ses sorties occupent au quotidien tout votre temps. Les pages suivantes sont destinées à accompagner votre apprentissage de parents pour mieux surmonter les problèmes pratiques et prévenir les situations à risque.

La toilette de votre bébé

Le bain quotidien est un moment privilégié durant lequel vous vous occupez avec amour de votre bébé. Dans les premiers temps, si vous vous sentez fatiguée, vous pourrez sauter une journée sans culpabilité. En revanche, n'oubliez pas les soins du cordon qui doivent impérativement être faits au moins deux fois par jour, voire plus si l'urine a atteint l'ombilic.

SOUTIEN

Votre bébé vous paraît fragile à cause de l'hypotonie musculaire de sa nuque et des fontanelles de son crâne.

Pour bien faire, prenez toujours votre bébé en soutenant de votre main sa tête et sa nuque et manipulez-le en douceur tout en lui parlant pour le rassurer.

PENSE-BÊTE

Équipez-vous d'au moins une douzaine de couches carrées en voile de coton. Elles vous serviront non seulement au moment du bain, mais aussi dans le berceau ou le landau comme taie (pliées en deux posées au niveau de la tête du bébé, elles protègent le matelas des régurgitations) ou sur votre épaule au moment d'un rot (elles protègent vos vêtements).

Le premier bain sans assistance

À la maternité, vous lui avez certainement déjà donné son bain sous le regard de l'auxiliaire de puériculture qui vous conseillait. Pour le premier bain à la maison, choisissez un moment où le papa est avec vous. Vous ne serez pas trop de deux pour avoir plus d'assurance.

En pratique, comment procéder

Pour les premiers bains, le temps de vous entraîner, simplifiez-vous la tâche grâce à ces conseils :

- Utilisez le lavabo comme baignoire. Les premiers jours, c'est une solution plus confortable pour votre dos et plus facile pour effectuer vos premiers gestes.

- Disposez à proximité le coussin à langer recouvert d'une serviette et d'une couche carrée en voile de coton.

- Déshabillez votre bébé et savonnez-le rapidement partout (cuir chevelu, tête, bras, corps, jambes et terminez par les fesses) après avoir réchauffé vos mains en les frottant l'une contre l'autre et les avoir enduites de base lavante pour bébé.

- Immédiatement après, enroulez votre bébé dans la couche carrée. Ainsi votre bébé n'est pas perturbé par la désagréable impression de froid et il n'est pas glissant comme une savonnette.

- Trempez-le ainsi enveloppé dans ce linge, que vous laissez tomber dans l'eau à l'exception de derrière son cou. En maintenant ainsi un morceau du linge sous sa nuque, vous consolidez votre geste, votre bébé ne peut pas vous échapper.

- Avec l'autre main, rincez-le doucement, faites couler de l'eau sur sa tête, puis ressortez de l'eau un coin de la couche, essorez-le et servez-vous en comme d'un gant de toilette pour le visage.

- Pour le sortir du bain : abandonnez la couche dans le bain, sortez votre bébé en le prenant sous les bras, séchez-le immédiatement dans un peignoir de bain ou une serviette éponge.

- De nouveau, sur le coussin à langer, essuyez bien les plis de son corps au niveau du cou et des aisselles. Changez de serviette. Enfilez-lui rapidement un body. Ne le laissez pas nu pour faire les petits soins.

- Pour l'habiller, passez vos pouces, index et majeur dans l'une des manches et attrapez la main de votre enfant avec vos doigts. Vous pouvez laisser le body entrouvert pour terminer les soins. Votre bébé n'a plus froid, il est bien au sec et vous pouvez prendre tout votre temps pour terminer sa toilette et éventuellement le masser (*voir p. 82 à 84*).

Après le bain : les soins

Les yeux

Nettoyez systématiquement les yeux de votre bébé matin et soir avec une compresse imbibée de sérum physiologique. Il arrive parfois que les paupières soient un peu collées, utilisez alors du Dacryosérum en dosettes : faites tomber quelques gouttes dans chaque œil et essuyez-les l'un après l'autre avec des compresses stériles différentes.

En cas de sécrétion jaune un peu purulente, faites-vous prescrire un collyre antibiotique et traitez l'œil infecté trois à quatre fois par jour.

Si le larmoiement persiste plusieurs semaines, il peut s'agir d'un canal lacrymal bouché. Il faut consulter un ophtalmologiste.

Le nez et les oreilles

Pour le nez et les oreilles, constituez des petites mèches en roulant les coins d'une compresse, imbibez-les de sérum physiologique et nettoyez ainsi narines et oreilles sans pénétrer trop profondément.
Vous pouvez également vous servir de Coton-tige avec renflement spécial soin de bébé.
Si votre bébé n'est pas enrhumé, ne l'embêtez pas avec des soins inutiles.

Les soins du cordon et de l'ombilic

Durant les premiers jours à la maison, le cordon ombilical de votre bébé n'est pas tombé. Il se présente comme un petit bout sec et noirâtre, ou une grosse croûte enfoncée dans le nombril. N'ayez aucune crainte à le nettoyer, cela ne fait pas mal au bébé.

- Pour aseptiser la plaie ombilicale, la biseptine en spray est le moyen le plus facile (à utiliser 2 fois par jour).

LE BAIN

Pour le bain, la température de la pièce doit être à 24 °C et l'eau dans le lavabo ou la baignoire à 37 °C – les thermomètres indiquent « bain bébé ».

Les premiers bains ne doivent pas durer très longtemps – 5 à 7 min dans l'eau suffisent.

MISE EN GARDE

Pendant le bain et les petits soins, il faut impérativement que vous ne soyez pas dérangée : débranchez le téléphone ou branchez le répondeur. Prévoyez à portée de main tous les produits et accessoires dont vous allez avoir besoin, ne laissez jamais votre bébé seul sur sa table à langer, même pour une ou deux secondes.

À SAVOIR

Le cordon tombe en général vers le 8e jour, mais tout retard à sa chute n'est pas une complication.

CONSEIL

Pour favoriser une chute de cordon tardive, ne donnez pas de bain au bébé pendant deux jours. Faites-lui simplement une toilette au lait pour nourrisson. Séchez la plaie ombilicale avec de l'éosine aqueuse à 2 %.

ASTUCE

Parfois, après la chute du cordon, l'ombilic est proéminent et inesthétique, il s'agit d'une petite hernie ombilicale qui peut se résorber sans intervention en quelques semaines.

Une astuce : prenez une pièce de monnaie au diamètre plus grand que le nombril de votre bébé, lavez-la soigneusement et stérilisez-la, puis recouvrez-la d'une compresse et attachez-la au niveau du nombril à l'aide d'un sparadrap en matière non tissée et anallergique (Micropore).

• Autre possibilité, à l'ancienne : vous pouvez employer de l'alcool à 60°. Dans les deux cas, séchez bien avec une compresse stérile et ne mettez rien dessus, ni pansement ni bandage (une autre petite compresse stérile peut protéger le cordon des vêtements si cela vous rassure).

• Au moment du change, si vous avez un petit garçon, pensez à diriger son pénis vers le bas pour qu'il n'urine pas en direction du cordon.

• Lorsque le cordon commence à se détacher, soyez patiente, ne tirez jamais dessus, il tombera tout seul.

• Si la cicatrice suinte, il vous faut nettoyer au plus près de la séparation et dans les plis de l'ombilic. Pour ce faire :
– prenez un Coton-tige et une compresse stérile,
– ouvrez la compresse en grand et recouvrez le Coton-tige d'une couche de compresse (vous avez constitué une compresse-tige),
– avec de la biseptine ou de l'alcool, vous pouvez aller dans les plis,
– recommencez plusieurs fois jusqu'à ce que la compresse soit propre,
– procédez de même une dernière fois sans produit pour sécher la cicatrice,
– cessez tous les soins dès que l'ombilic de votre bébé est parfaitement propre et cicatrisé.

Les soins du siège et du sexe

Après le bain

La moindre trace d'humidité pouvant être cause d'irritation, séchez soigneusement les fesses et tous les plis environnants avec des mouchoirs en papier très absorbants. N'employez jamais de talc qui, au lieu de sécher la peau, la maintient humide. Une petite couche protectrice de liniment oléocalcaire termine la toilette.

Pour le sexe, les principes sont les mêmes que pour les fesses.
• Si votre bébé est une fille, écartez les lèvres de la vulve et nettoyez-les avec un coton imbibé d'eau de bouteille, séchez bien. Ne mettez jamais de pommade sur la muqueuse. En cas de petites rougeurs, tamponnez les lésions avec de l'éosine aqueuse à 2% et séchez.

• Si votre bébé est un garçon, procédez de la même manière, avec un coton et de l'eau de bouteille, puis séchez. Ne décalottez pas la verge, c'est-à-dire n'essayez pas de glisser le prépuce en arrière pour découvrir le gland, surtout si des adhérences s'opposent à ce geste.

Pour le change

Il faut changer votre bébé avant ou après chaque tétée. En cas de miction, lavez les petites fesses avec un coton imbibé d'eau minérale ou occasionnellement avec des lingettes. Séchez bien, surtout les plis. En protection, une mince couche de liniment oléocalcaire suffit. En cas de selles, lavez abondamment le siège avec de l'eau et du savon de Marseille, rincez, séchez et terminez par le liniment.

Pour la nuit, en prévision d'un temps d'humidité plus long, vous pouvez employer de la crème Mitosyl.

En cas de rougeurs ou d'érythème fessier
Évitez les lingettes pendant quelques jours. Après le lavage à l'eau, faites-lui des brumisations d'eau de La Roche-Posay. Tamponnez les lésions ou l'érythème (petits points rouges) avec de l'éosine aqueuse à 2%, puis séchez soigneusement. Terminez par une couche de Mitosyl.

En homéopathie : *Belladonna 4 CH*, 3 granules (dilués dans un peu d'eau d'Évian donnés à la pipette), 3 fois par jour.

À LIRE

Un guide très pratique et illustré à l'usage des nouveaux parents, particulièrement réussi :

Précis de puériculture à l'usage des nouveaux parents, éd. Filipacchi, 2002.

Et aussi :

Dr Ph. Grandsenne, *Bébé, dis-moi qui tu es*, Marabout, 1999.

AUTREFOIS

Autrefois, le bain n'était donné qu'à partir de la chute du cordon pour qu'il sèche plus rapidement, et les premières toilettes se faisaient uniquement au lait de toilette ne nécessitant pas de rinçage.

CONSEIL DE SAGE-FEMME

Pensez à laver soigneusement vos mains avant et après les soins et les tétées. Il existe des produits de lavage des mains sans eau. Un petit flacon doit toujours être en évidence sur la table à langer.

Les maux du bébé

Tout pour mieux comprendre les petits maux qui touchent bébé et prendre note des cas plus graves afin de parer à toutes les situations sans paniquer.

Note de l'éditeur : ces conseils ne sauraient se substituer à une consultation médicale ou pédiatrique.

À SAVOIR

Après une séance sous la lumière artificielle des lampes, votre bébé peut vous paraître un peu fatigué. Il mange moins et dort plus dans les heures qui suivent l'exposition.

Votre bébé est jaune

L'ictère

• L'ictère physiologique

Il est très fréquent et touche un bébé sur deux. Il apparaît vers le 2e ou 3e jour (*voir p. 51-52*). Lorsqu'il ne s'agit que d'une manifestation de l'immaturité hépatique des premiers jours, la jaunisse est presque toujours sans gravité et elle régresse spontanément en quelques jours.

• L'ictère dû à l'allaitement au sein

Plus tardif que l'ictère physiologique, il apparaît en général vers le 6e jour, et il est déclenché par la présence dans le lait maternel d'une substance qui entrave la transformation de l'hémoglobine en bilirubine. Il est également bénin et le plus souvent sans toxicité pour le cerveau du bébé, même s'il perdure plus longtemps, quelques semaines. Il n'est pas nécessaire d'arrêter l'allaitement.

Dans de très rares cas, lorsque le taux sanguin de bilirubine est très élevé, un ictère intense entraîne un risque d'altération du fonctionnement du système nerveux central.

Le traitement

À la maison, exposez votre bébé 2 à 3 heures par jour, voire plus, à la lumière du jour. Placez son berceau devant une fenêtre aux rideaux ouverts.

Surveillez l'évolution non seulement de la couleur de sa peau, mais aussi du blanc de ses yeux. En cas de doute, consultez le pédiatre.

Si l'ictère ne régresse pas régulièrement de jour en jour, s'il se prolonge et s'il est très intense, le dosage de la bilirubine dans le sang doit être effectué. En cas de taux trop élevé, un traitement photothérapique s'impose. Retournez à la maternité ou rendez-vous dans un centre d'urgences pédiatriques si la pigmentation de la peau et des yeux de votre bébé devient plus intense.

Dans le cas d'un ictère dû à l'allaitement au sein, le fait de tirer le lait et de le faire chauffer neutralise la substance responsable de l'ictère ;

le bébé «déjaunit» plus rapidement. Mais cette technique peut se révéler fastidieuse, désuète et inutile.

Pour activer la régression d'un ictère, quelle qu'en soit la cause, pensez plutôt à l'homéopathie :
Chelidonium 4 CH, 3 granules dilués dans un peu d'eau minérale donnés au compte-gouttes, 3 à 4 fois par jour.
Phosporus 7 CH, 3 granules dilués, 1 fois par jour.

Les problèmes digestifs

La régurgitation ou le vomissement

• La régurgitation

Il s'agit d'un rejet libérant le bébé d'un trop-plein de lait qui lui cause un inconfort stomacal. C'est une réaction très fréquente et sans gravité qui survient juste après le rot.

• Le vomissement

Contrairement à la régurgitation, il s'agit du reflux de la quasi-totalité du repas – ce qui est beaucoup plus rare et peut être le signe d'un reflux gastro-œsophagien, symptôme d'une immaturité de l'estomac.
En effet, la valve antireflux qui délimite estomac et œsophage peut ne pas encore être opérationnelle. Les vomissements s'accompagnent alors d'efforts douloureux et souvent d'encombrement nasal. Le liquide gastrique remonte vers la bouche et son acidité irrite la muqueuse œsophagienne. Dans certains cas, le reflux gastro-œsophagien est associé à une hernie hiatale.

Le traitement

Le bébé doit être «posturé», c'est-à-dire couché sur un matelas spécial incliné à 30°.
Le lait doit être épaissi en fonction du mode d'alimentation :
• soit un aliment lacté diététique «antirégurgitations»,
• soit, si vous allaitez, un produit à délayer dans un peu d'eau qui va s'épaissir au contact du contenu gastrique.

Un gel protecteur de la muqueuse œsophagienne peut également compléter le traitement.

La sténose du pylore

Le pylore est un petit muscle sphinctérien situé entre l'estomac et l'intestin grêle ; une hypertonicité de ce muscle entrave l'évacuation des aliments sortant de l'estomac. Les vomissements s'intensifient en général après trois mois et ils touchent surtout les garçons. Le diagnostic se fait par la radiologie.

MISE EN GARDE

Des vomissements avec une courbe de poids stagnante et d'autres troubles associés (pleurs de douleur, toux, diarrhée…) peuvent révéler un problème grave :

- une allergie au lait de vache,
- une gastro-entérite,
- une anomalie anatomique.

CONTRE-INDICATION

Les médicaments qui accélèrent la vidange stomacale et limitent le reflux sont désormais contre-indiqués, car ils sont peu efficaces et se sont parfois révélés dangereux pour un nourrisson en raison de leurs effets secondaires (troubles neurologiques ou cardiaques).

RARE

L'atrésie de l'œsophage est une maladie digestive incompatible avec une alimentation normale, l'œsophage étant obstrué par un cul de sac. Un excés de liquide amniotique, ou hydramnios, peut être le signe avant-coureur de cette malformation qui est dépistée dès la naissance par une tentative échouée de passage d'une sonde. Le traitement est chirurgical et sans séquelles.

Le traitement

Il est chirurgical et permet une reprise rapide de l'alimentation, sans aucune séquelle.

Les coliques du nouveau-né

Il s'agit d'une manifestation intestinale douloureuse et très fréquente mais sans gravité, qui disparaîtra spontanément après trois mois. Comme les coliques surviennent surtout en fin de journée, on les confond parfois avec les pleurs du soir dus à la fatigue et à la tension nerveuse. Après les repas, votre bébé digère mal, il se tortille et pleure en criant. Vous avez l'impression que son ventre le fait souffrir : s'il se calme lorsque vous le tenez à plat ventre sur votre avant-bras en le berçant, vous avez trouvé l'origine de son malaise. Vous pouvez aussi lui masser le ventre par des mouvements circulaires autour de son nombril dans le sens des aiguilles d'une montre.

Le traitement

(À donner systématiquement 1 heure avant l'horaire habituel du déclenchement des douleurs et des pleurs qui se situe généralement entre 20 h et minuit.)

En homéopathie :
Chamomilla 4 CH, 2 granules le soir et jusqu'à 3 fois par jour toujours dilués et donnés à la pipette ;
Colocynthis 4 CH si le bébé replie ses jambes sur son abdomen ;
Magnesia phosphorica 4 CH si les coliques sont accompagnées d'émission de gaz.
Même posologie et même mode d'administration pour les trois remèdes au moment des crises.

Si vous allaitez, buvez deux fois par jour de la tisane à la camomille ou à la réglisse.
Si votre bébé est nourri au biberon, faites-lui goutter quelques millilitres de cette tisane sucrée juste avant la prise de biberon.

Les selles : noires, jaunes, vertes, c'est normal !

À la maternité, durant les trois premiers jours, les selles de votre nouveau-né étaient noires, collantes, inodores et qualifiées de « méconiales ». Il s'agissait du rejet du méconium, matière qui protégeait la muqueuse intestinale de votre bébé lors de sa vie *in utero*.

Avec l'allaitement maternel, les selles deviennent jaune d'or et verdissent au contact de l'air par oxydation. Elles sont fréquentes et assez liquides, mais ne sont pas expulsées en jet comme cela se produit lors de diarrhée.

Nourri au biberon, votre bébé a des selles moins fréquentes, plus fermes, plus moulées et de couleur plus foncée.

La constipation

Si votre bébé n'a pas eu de selles depuis 24 heures, voire 36 heures, ou bien si ses selles sont dures, peu abondantes et ressemblent à des crottes de lapin, mais qu'il est en bonne santé, il n'y a pas de raison médicale de vous inquiéter; la constipation n'est pas alarmante lorsqu'il s'agit d'un symptôme isolé.

À SAVOIR

La constipation est due à un manque d'apport de liquide, parfois à une alimentation insuffisante ou à une erreur dans la reconstitution du lait en poudre.

Les gestes à faire

- Masser le ventre du bébé dans un mouvement en spirale autour du nombril et dans le sens des aiguilles d'une montre.
- Utiliser un petit suppositoire de glycérine pure pour nourrisson.
- Lui faire boire 50 ml d'eau d'Hépar sucrée légèrement pour l'encourager à boire (ne pas dépasser deux biberons à la suite).

Les conseils à suivre

Si vous l'allaitez, augmentez votre consommation en fruits et légumes et buvez beaucoup, 2 à 3 l par jour. Prévoyez une boisson pour vous au moment de la tétée.

En cas d'allaitement au biberon, la constipation peut être due à un manque de précision dans la reconstitution du lait (trop de poudre par rapport à la ration d'eau). Après avoir délayé la poudre, 1 mesurette arasée pour 30 ml d'eau, ajoutez 10 ml d'eau supplémentaire.

Vous pouvez aussi préparer quelques biberons (ne pas dépasser deux jours) avec de l'eau d'Hépar à raison de 50% d'Hépar ou un biberon sur deux avec seulement de l'Hépar ou de l'Evian.

Si la constipation s'installe, changez de lait, optez pour un lait « spécial transit » avec l'avis de votre pédiatre.

AILLEURS

Contre le hoquet, voici un remède traditionnel d'Afrique du Nord :

un petit bout de laine rouge posé entre les deux yeux. Parfois, ça marche !

Le traitement

Pensez à l'homéopathie :
Nux Vomica 9 CH, 3 granules dilués, 2 fois par jour
ou
Lycopoduim 9 CH, 3 granules dilués, 2 fois par jour, en cas de gaz et coliques associés à la constipation.

Le hoquet

Il s'agit d'une manifestation digestive très fréquente qui n'a aucune incidence sur la santé de votre bébé. Il s'agit seulement de mouvements spasmodiques déclenchés par une pression de l'estomac sur le diaphragme.

EAU DE RIZ

La préparation d'eau de riz :

Faites cuire une poignée de riz dans de l'eau minérale, jetez le riz et gardez l'eau que vous ferez refroidir au réfrigérateur.

Ajoutez un peu de sel et de sucre (une pincée de sel et un sucre pour 100 ml d'eau).

MISE EN GARDE

La déshydratation est un risque grave chez le nourrisson, elle signifie une perte importante d'eau et de sels minéraux qui peut compromettre le diagnostic vital.

Si le hoquet est fréquent ou trop intense, essayez l'homéopathie :
Nux Vomica 9 CH, 2 granules 2 fois par jour ;
Cuprum 4 CH, 2 granules si le hoquet est particulièrement violent.
Diluez les granules et donnez-les à la pipette au moment des crises.

La diarrhée

Dans les premiers jours, si la diarrhée est modérée et n'est associée ni à de la fièvre, ni à une chute pondérale, ni à des vomissements, il ne s'agit pas forcément d'un symptôme grave. Cependant, il faut être vigilant et surveiller attentivement les réactions de votre enfant, car en cas de selles fréquentes et très liquides un bébé risque de se déshydrater.

En cas de diarrhée modérée sans vomissements ni signes de déshydratation

Si votre bébé est au sein :
- continuez l'allaitement ;
- lavez et désinfectez soigneusement vos mains avant chaque tétée ;
- diminuez au maximum votre consommation de fruits et de légumes verts et mangez du riz ;
- donnez à boire à votre bébé plusieurs fois dans la journée de l'eau sucrée, de l'eau de riz (*voir encadré*) ou un soluté de réhydratation ;
- prenez sa température au moins 2 fois par jour.

Si votre bébé est au biberon :
- soyez particulièrement attentive à la propreté et à la stérilisation des biberons et accessoires ;
- ne préparez le biberon qu'au dernier moment, juste avant la tétée, et ne conservez pas de lait reconstitué ;
- lavez-vous soigneusement les mains avant toute manipulation des biberons et tétines et avant chaque repas ;
- changez de lait pour une formule de transition sans lactose (consultez votre pédiatre) ;
- en attendant la prescription médicale, préparez un ou deux biberons de lait avec de l'eau de riz (sans y ajouter de sel ni de sucre et coupée à 50 % de l'eau habituelle).

Les signes alarmants

- une chute de la courbe de poids ;
- un teint grisâtre ;
- des yeux cernés ;
- une grande fontanelle légèrement creusée ;
- une respiration anormalement rapide ;
- une absence d'urines pendant six heures.

Votre bébé doit être transporté sans retard dans un service d'urgences pédiatriques, même en pleine nuit.

L'absence de miction pendant six heures est le signe d'une rétention urinaire ou d'une déshydratation sévère qui nécessitent une consultation en urgence.

En cas de diarrhée aiguë

Votre bébé a de la fièvre (environ 39 °C), il souffre de diarrhée accompagnée de vomissements. Il peut présenter ou non des signes de déshydratation, on parle alors de gastro-entérite.

En attendant de consulter le pédiatre, faites-lui boire en plusieurs fois un biberon de 200 ml d'eau minérale avec un sachet de soluté de réhydratation orale (en vente en pharmacie). Il s'agit d'un concentré de sels minéraux présenté en sachet dosé pour 200 ml d'eau (un produit à avoir en permanence dans l'armoire à pharmacie et à ne pas oublier lorsque l'on part en vacances!).

En cas de déshydratation avérée, si vous êtes éloignée de toute pharmacie, faites boire à votre enfant de l'eau sucrée/salée (pour 1 litre d'eau minérale, une cuillerée à café de sel fin et deux cuillerées à soupe de sucre en poudre).

La gastro-entérite est le plus souvent d'origine virale ou bactérienne. Le traitement médical prescrit par le pédiatre peut comporter des antispasmodiques, des antibiotiques, des antidiarrhéiques... L'emploi d'un lait de transition doit être prolongé au moins 48 heures après les premières selles de nouveau normales. En cas de diarrhée chronique, il convient de penser à une allergie au lait de vache ou à une maladie génétique, notamment à la mucoviscidose lorsque des problèmes respiratoires sont associés aux troubles intestinaux.

En attendant un traitement médical pédiatrique, si les diarrhées sont douloureuses, donnez un peu de *Chamomilla 4 CH* (2 granules dilués, plusieurs fois par jour pour calmer les spasmes).

Les affections rhinopharyngées

Le nez de votre bébé est encombré

Il respire mal, son nez est bouché et il vous paraît très gêné, surtout pendant son sommeil. Il faut vous procurer un mouche-nez pour bébé : il s'agit d'une petite poire qui permet de lui nettoyer les narines en lui injectant quelques gouttes de sérum physiologique qui sont immédiatement réaspirées.

Une astuce pour dégager le nez de votre bébé sans l'embêter : posez à proximité de son berceau un récipient rempli d'eau bouillante (**à tenir hors de portée des enfants !**) additionnée de cinq gouttes

CONSEILS DE SAGE-FEMME

- **Pour limiter les régurgitations**
Ne couchez pas votre bébé avant le rot et ne le changez pas après la tétée. Surélevez légèrement son matelas au niveau de la tête.

Si votre bébé est au biberon, contrôlez le débit de la tétine, il boit peut-être trop vite pour son âge. Faites-lui faire un rot au milieu du repas.

- **Pour limiter les coliques**
Changez de lait pour une autre formule pauvre en lactose. Si vous allaitez, supprimez les boissons à base de caféine et les aliments tels que les oignons, les choux et le chocolat, tous susceptibles d'occasionner des troubles digestifs au bébé (coliques, constipation).

- **Pour lutter contre la constipation**
Après un mois d'âge, commencez à lui donner 10 ml de jus d'orange fraîchement pressée dilué dans 10 ml d'eau, ou une demi-ampoule de jus de fruit pour bébé (en vente en pharmacie) également diluée dans de l'Évian, vers 10 h le matin.

- **En cas de diarrhée**
Donnez encore plus d'importance que d'habitude aux précautions d'hygiène (lavage et désinfection des mains et de la table à langer, emploi de serviettes éponges et de linges propres à chaque toilette...).

CONTACTS

À Paris et en Île-de-France, il existe un réseau (ARB Île-de-France) mis en place de la mi-octobre à la mi-mars 7 jours sur 7, de 9 h à 23 h.

Appelez au 0820 800 880 pour faire appel à un médecin
et au 0820 820 603 du vendredi après-midi au dimanche soir et les jours fériés pour faire appel à un kinésithérapeute.

Et en province : consultez le site **www.reseau-bronchio.org** rubrique « Les réseaux Bronchiolite » pour les numéros de votre ville ou de votre région.

d'huile essentielle d'eucalyptus. Un humidificateur peut aussi être utile. En luttant contre l'assèchement atmosphérique de son environnement, vous permettez à votre bébé de mieux respirer.

Pour traiter une rhinopharyngite sans complication, pensez à l'homéopathie :
Nux Vomica 4 CH, 3 granules dilués 3 à 4 fois par jour ;
Ammonium Carbonicum 4 CH, même posologie.

S'il n'y a pas d'amélioration au bout de 48 heures ou si votre bébé a de la fièvre, consultez un médecin car une rhinopharyngite peut précéder une infection plus grave comme une bronchiolite ou une otite.

La bronchiolite

C'est une affection virale très fréquente ; la moitié des nourrissons sont touchés par la bronchiolite chaque hiver, entre novembre et février.

Les signes

- la température est au-dessus de 38 °C ;
- le nez est très encombré avec une gêne respiratoire importante ;
- la toux est asthmatiforme, c'est-à-dire caractérisée par des sifflements ;
- le bébé ne boit plus que la moitié de son biberon et sa courbe pondérale ne progresse plus.

Des campagnes d'information conseillent aux parents de bébés atteints de bronchiolite de ne pas paniquer et de ne pas se précipiter aux urgences hospitalières. Pédiatres et médecins de ville, kinésithérapeutes libéraux peuvent prendre en charge le traitement (*voir encadré ci-contre*). Cependant **il faut vous rendre à l'hôpital** si le bébé a moins de six semaines, s'il est né prématurément, s'il s'agit d'un nourrisson atteint d'une maladie cardiaque ou pulmonaire ou s'il présente des signes de déshydratation ou de détresse respiratoire – rythme respiratoire accéléré et thorax qui se creuse.
Lorsque les symptômes apparaissent, consultez un pédiatre ou un médecin généraliste. Aux heures de fermeture des cabinets, appelez le commissariat de votre quartier pour connaître le numéro de téléphone du médecin libéral de garde près de chez vous.
Comme le traitement consiste essentiellement en une kinésithérapie respiratoire, il vous faut prendre contact avec un kinésithérapeute.

Le traitement

Il consiste en six à huit séances de kinésithérapie respiratoire qui doivent avoir lieu pendant la phase aiguë de la maladie. La séance peut vous paraître très impressionnante, mais elle est sans danger et très efficace.

Les antitussifs sont dangereux, car la toux a son utilité pour l'évacuation des sécrétions bronchiques. Quant aux antibiotiques, ils ne sont prescrits qu'en cas de surinfection.
En cas de gêne respiratoire importante ou d'un asthme avéré, la Ventoline en spray peut être prescrite.

Les précautions à prendre

Débouchez le nez de votre bébé avec du sérum physiologique avant chaque tétée.

Faites plusieurs poses au cours du repas pour limiter les vomissements que pourrait entraîner une quinte de toux.

Pour administrer un traitement bronchodilatateur tel que de la Ventoline, il existe un inhalateur adapté au bébé, le « Babyhaler », qui possède un embout hermétique lorsqu'il est placé contre le nez et la bouche de l'enfant – ce qui permet une pulvérisation efficace du produit.

Pour lui donner un médicament en solution buvable, il existe des accessoires très pratiques :
- la tétine-médicament,
- la pipette-seringue,
- le tube-cuillère doseur,
- le petit biberon pour médicament.

La rhinite allergique

Pour qu'une allergie se développe chez un enfant, il faut qu'il naisse dans une famille présentant un terrain allergique héréditaire.

L'allergie aux poils d'animaux

Il s'agit en fait d'une allergie à la salive déposée sur les poils. Elle peut survenir en présence de chat, mais aussi de lapin, de cobaye ou de hamster.

L'allergie aux pollens

C'est une allergie fréquente qui pourrait toucher 15 à 20 % des enfants. Si vous êtes vous-même atteinte d'allergie aux pollens (ou quelqu'un d'autre dans la famille) et si votre bébé est né au printemps (d'avril à juin), prenez quelques précautions : privilégiez le matin ou la fin de la journée pour vos promenades dans les espaces verts et les parcs et également pour aérer sa chambre. Pendant les premiers mois, évitez les week-ends à la campagne.

Pour plus d'informations, consultez le site www.allergienet.com

CONSEILS DE SAGE-FEMME

- **Vous avez un rhume**
Investissez dans des masques de chirurgie jetables (en vente en pharmacie), portez-les pendant les soins et les tétées pour éviter la transmission et n'embrassez plus votre bébé sur le visage pendant quelque temps.
- Avant l'âge de trois mois, ne faites pas voyager votre tout-petit dans les transports en commun et ne l'emmenez pas dans des lieux trop fréquentés par les humains (et donc par les virus et les bactéries !).
- En période de forte propagation de virus, protégez-le du contact des plus grands (même frères et sœurs) qui reviennent de l'école.
- Aérez souvent sa chambre et surveillez la température de la pièce. Une atmosphère trop chaude fragilise les muqueuses en les desséchant. Mieux vaut une température à 19 °C et un bébé bien couvert (body – chaussons – pyjama en éponge – brassière de laine et gigoteuse).

La fièvre

Vous le trouvez « chaud »

Votre bébé a les joues rouges, il pleure et s'agite, sa respiration est rapide : prenez sa température.

• Entre 36,5 °C et 37,5 °C, sa température est normale.
• En dessous de 36,5 °C, il a froid et à 37,5 °C, il a peut-être seulement un peu trop chaud. Découvrez-le et reprenez sa température 10 minutes plus tard.
• Entre 37,5 °C et 40 °C, votre bébé a de la fièvre, ce qui lui procure un état de malaise qu'il faut combattre. La fièvre peut parfois provoquer des convulsions.

La prise de température

La méthode la plus fiable reste la prise de la température rectale ; n'enfoncez dans le rectum que la partie métallisée de l'embout qui doit être court et souple. Enduisez le thermomètre d'un peu de vaseline et tenez-le d'une main légère.
Un thermomètre à affichage électronique est particulièrement bien adapté à un bébé car le résultat est précis et obtenu plus rapidement que lors de l'emploi d'un thermomètre gradué (pour ce genre de modèle, le gallium et l'étain ont remplacé le mercure désormais interdit). N'oubliez pas de désinfecter à l'alcool l'embout du thermomètre avant et après la prise de température.
L'emploi d'une bandelette que l'on pose sur le front peut être intéressant, car si la bandelette n'indique pas avec précision la température, elle signale la fièvre. Cette méthode utilisée avant le thermomètre limite son utilisation qui, si elle est trop fréquente, peut provoquer une irritation du rectum.
Le thermomètre auriculaire électronique à embout à usage unique n'est pas toujours très facile à connecter à l'oreille d'un tout-petit et ne peut pas être utilisé en cas d'otite. Son principal défaut est son prix élevé.

Il a des convulsions

Les signes de ces manifestations sont très impressionnants, mais le plus souvent sans gravité : pâleur, agitation, mouvements convulsifs des bras et des jambes, puis hypotonie. Dans les cas les plus graves, les yeux sont révulsés et le bébé perd connaissance pendant quelques secondes, voire quelques minutes. Dans tous les cas, mieux vaut appeler le SAMU. En attendant les urgentistes, couchez votre bébé sur le côté.

Combattre la fièvre du nourrisson

• Découvrez votre enfant, faites-lui boire souvent de l'eau. Vérifiez la température de la pièce qui doit être à 19 °C ou à 20 °C.

À SAVOIR

Il y a encore peu de temps, il était préconisé de donner au bébé fiévreux un bain de 2 °C inférieur à sa température (par exemple, pour 38,9 °C de fièvre, l'eau du bain doit être à 36,9 °C) et de lui faire prendre de l'aspirine, l'incontournable antifièvre (Catalgine - Aspégic - Juvépérine).

À l'heure actuelle, le bain est reconnu inutile et très inconfortable pour le bébé et l'aspirine n'a plus les faveurs de la pédiatrie, elle est désormais déconseillée. Tout est parti des pays anglo-saxons : l'aspirine serait responsable du syndrome de Reye (atteintes cérébrale et hépatique graves) ayant touché un certain nombre de petits malades. Elle est contre-indiquée de l'autre côté de l'Atlantique pour les enfants de moins de quinze ans par principe de précaution.

• Remplacez le bain par des compresses fraîches sur son front et ses jambes (c'est moins agressif !).

• Donnez-lui du paracétamol, son emploi est actuellement privilégié comme médicament antifièvre. Si votre bébé pèse de 3 à 5 kg, choisissez du Doliprane en suppositoire : un demi-suppositoire à 80 mg ou 100 mg, 1 à 4 fois par jour. Si le poids de votre bébé est supérieur à 5 kg, le paracétamol peut être administré en suspension buvable à l'aide d'une seringue graduée (Dolko-Efferalgan).

• Après trois mois d'âge, l'ibuprofène, anti-inflammatoire non stéroïdien, en suspension buvable, est efficace contre la douleur et la fièvre. Attention cependant, car parfois il occasionne des troubles digestifs secondaires et il est contre-indiqué en cas de varicelle, d'infection cutanée, de maladie pulmonaire et de diarrhée aiguë avec déshydratation. Advil, Nureflex, Antarène s'achètent sans ordonnance.

• En cas de forte fièvre (au-dessus de 38,5 °C), il est conseillé d'associer antithermique et diazépan (Valium) pour prévenir les convulsions.

• En cas de crise prolongée de convulsions, l'administration d'un suppositoire de diazépan est vivement recommandée.
Si votre enfant a déjà fait des convulsions, il peut être utile de se faire prescrire préventivement du diazépan pour le conserver dans l'armoire à pharmacie.

Les problèmes cutanés du bébé

La peau du bébé étant très fragile, ils sont fréquents mais le plus souvent sans gravité, à condition de les traiter rapidement pour éviter toute surinfection.

Les croûtes de lait

Il s'agit de grosses pellicules grisâtres inesthétiques qui recouvrent une partie du cuir chevelu du nourrisson et qui sont dues à un excès de séborrhée. Pour les faire disparaître, il suffit de les ramollir avec de la vaseline ou du Séboskin. Laissez agir une heure ou deux, ou toute la nuit. Puis faites un shampooing à votre bébé en décollant délicatement les croûtes avec vos ongles soigneusement brossés avant l'opération.

L'érythème fessier

L'irritation du siège est souvent associée à une diarrhée ou à une poussée dentaire.
En cas de lésions résistantes aux soins, faites des lavages fréquents, des brumisations d'eau de La Roche-Posay, utilisez de l'éosine aqueuse à 2%,

MUGUET
Vous constatez des tâches blanchâtres sur la langue et les faces internes des joues de votre bébé. Consultez votre médecin pour savoir s'il s'agit d'un muguet buccal. En attendant son avis et l'éventuelle prescription d'un antibiotique antilevure, badigeonnez les lésions d'eau de Vichy à l'aide d'une compresse enroulée sur votre doigt, avant chaque tétée. Lavez-vous soigneusement les mains avant et après.

séchez minutieusement, puis appliquez sur les lésions une bonne couche de crème Mitosyl ou de liniment oléocalcaire et des compresses stériles.
Vous pouvez également donner à votre bébé des bains de siège au permanganate de potassium au 1/20 000 et lui donner en homéopathie pour activer la cicatrisation :

Belladonna 4 CH si la peau est rouge, 2 granules dilués 3 fois par jour.
Kréosotum 4 CH, en cas de lésions avec saignements, 2 granules dilués 3 à 4 fois par jour.

Le muguet

Il s'agit d'une infection due à un champignon-levure, le *Candida albicans*, qui commence par une simple rougeur localisée au niveau des plis du corps, du siège ou de la muqueuse buccale. Puis la rougeur se propage et prend l'apparence de lésions à collerette blanchâtres. Cette infection est plus fréquente chez les gros bébés, car c'est la macération cutanée qui en favorise le développement.
Le *Candida albicans* peut également se retrouver au niveau de la muqueuse buccale, rendre la succion et la déglutition douloureuses et même être responsable de troubles digestifs.

Le traitement local du muguet

• Au niveau buccal, avant chaque repas, badigeonnez la bouche de votre bébé avec une compresse enduite d'un antibiotique antilevure en suspension (nystatine).
• Au niveau cutané, après le bain au savon liquide désinfectant et le rinçage, tamponnez les lésions avec de l'éosine aqueuse à 2 %, séchez bien, puis terminez par une pommade antibiotique antifongique et des compresses stériles.
• Un antibiotique par voie générale est souvent nécessaire pour venir à bout de l'infection pour renforcer l'effet du traitement allopathique.
• Vous pourrez aussi donner à votre bébé en homéopathie :
Candida Albicans 9 CH, 5 granules dilués dans un peu d'eau, 2 jours par semaine pendant 4 semaines.

L'acné du nouveau-né

Une petite éruption localisée au visage et due à la présence dans le sang du nouveau-né d'hormones maternelles non encore éliminées survient parfois dans les jours qui suivent la naissance. Elle disparaît spontanément avec quelques brumisations d'eau de La Roche-Posay.

L'eczéma du bébé

Le stade pré-eczémateux

Lorsqu'un bébé a au moins l'un de ses parents atteint d'une allergie

(eczéma, asthme, rhume des foins), il a plus de risques de développer une allergie de contact et un eczéma.
Si vous êtes atteint d'une allergie et si votre bébé a une peau très sèche au point de se fendiller (en particulier, au niveau des paumes, des doigts, des plantes des pieds et des orteils), il s'agit peut-être des signes du stade pré-eczémateux. Il faut agir avant l'installation d'un eczéma.

Précautions à prendre

• N'utilisez plus pour le vêtir que des sous-vêtements en pur coton ; supprimez les vêtements de laine.
• Lavez votre bébé avec des savons surgras, n'employez plus de lait de toilette pour bébé, préférez un émollient non allergisant (Aderma, Lipikar, Oleatum…) et du gel homéopathique
• Consultez un pédiatre homéopathe qui instituera un traitement pour prévenir le passage au stade sévère.

Le traitement

Outre un traitement médical antihistaminique, il faut surtout soulager le bébé de l'inconfort provoqué par le prurit. Donnez-lui des bains pas trop chauds à 35 °C et posez des compresses imprégnées d'eau de La Roche-Posay sur les zones les plus atteintes lorsque les démangeaisons le tourmentent, en alternance avec des applications de pommade dermocorticoïde faiblement dosée qui ne s'utilise qu'une fois par jour. Placez un humidificateur dans sa chambre dont la température ne doit pas dépasser 19 °C ou 20 °C.

Si vous êtes atteinte par le virus de l'herpès, en cas de crise labiale, n'embrassez plus votre enfant, le virus de l'herpès est susceptible de surinfecter les lésions eczémateuses.
En cas de crise, prenez en homéopathie :
Vaccinotoxinum 9 CH, 1 dose par jour pendant 3 jours ;
Rhus toxicodendron 5 CH, 2 granules 3 fois par jour ;
et préventivement : *Vaccinotoxinum 9 CH*, 1 dose par mois.

L'urticaire dû à une allergie

Il survient dans les minutes ou dans l'heure qui suivent le contact avec l'allergène, par exemple après l'ingestion d'un médicament tel que l'aspirine ou un antibiotique comme la pénicilline et les céphalosporines. Ces substances étrangères à l'organisme peuvent provoquer une réaction œdémateuse soudaine et dangereuse. Le bébé présente des signes de malaise, une rougeur diffuse qui se transforme en éruption d'urticaire. Si vous constatez également un gonflement du visage et une gêne respiratoire, c'est une urgence. L'œdème peut se localiser à la gorge (œdème de Quincke) et entraîner un risque d'asphyxie.
Faites appel sans retard aux services d'urgence (SAMU ou pompiers).

ECZÉMA

En France, le nombre d'enfants atteints d'eczéma ne cesse d'augmenter (10 à 15 %) et cela serait non seulement dû à la pollution et à l'apparition de nouveaux allergènes, mais également à une modification du système immunitaire résultant de mesures hygiéniques trop rigoureuses et d'une lutte acharnée contre les pathologies infectieuses par le biais des vaccins et des antibiotiques !

Les manifestations génitales du nouveau-né

Chez le nouveau-né, les organes génitaux présentent une certaine hypertrophie : ce phénomène est la traduction d'un excès hormonal subi dans les jours qui ont précédé la naissance.

Chez le bébé-fille :
Il est fréquent de constater des pertes vaginales blanchâtres voire des «règles». Un gonflement des seins, ou mammite, peut également apparaître.

Chez le bébé-garçon :
Une mammite peut aussi survenir et le volume des bourses peut être augmenté par un hydrocèle (sérosité qui entoure les testicules).

Toutes ces manifestations vont disparaître spontanément dans les premières semaines.

Pour soulager une mammite

Appliquez des compresses alcoolisées à 60°, mais ne bandez pas les seins et donnez en homéopathie :
Caccaninum 4 CH, 3 granules dilués, 3 fois par jour.

Prévenir les dangers

La prévention est très efficace pour éviter les drames. Car même le bébé le plus choyé n'est pas à l'abri d'un accident par manque d'information de sa maman ou de toute personne qui en a la garde (à faire lire à tous avant de confier son bébé).

Ne jamais laisser son bébé seul

À la maternité : ne sortez pas de votre chambre sans votre bébé. Le rapt d'enfant dans un service de suites de couches est rare, mais il existe, la stérilité et certaines maladies mentales pouvant être le déclenchement d'un acte irrésistible et désespéré de la part d'une femme perturbée ou en mal d'enfant.

À la maison : dès ses premiers jours et même pour quelques secondes, ne le lâchez pas lorsqu'il est sur la table à langer ou dans la baignoire (même dans un siège de bain). Ne le laissez pas sans surveillance sur un canapé ou sur votre lit. Certes, pour le moment, il n'a pas encore les capacités motrices pour rouler et tomber, cependant ce doit être un réflexe de votre part acquis très tôt pour prévenir les risques qui pourraient survenir dans un futur proche, lorsque votre bébé commencera à ramper. Par précaution, si vous devez aller ouvrir la porte ou répondre au téléphone, posez votre bébé sur une couverture ou sur un oreiller à même le sol.

La mort subite du nourrisson

Il s'agit d'un fléau imprévisible, mais qui peut être évité par la prévention. En France, de 2 cas pour 1 000 au début des années 1990, le bilan est passé à 0,49 cas pour 1 000 en 1997 (chiffres communiqués par la Société française de pédiatrie). En 2004, le chiffre est tombé à 350 cas pour environ 750 000 naissances. C'est encore beaucoup trop ; seules des règles de sécurité connues de tous et appliquées rendront ce syndrome exceptionnel, voire le feront disparaître.

À SAVOIR

Le risque de mort subite du nourrisson se situe surtout avant six mois (90 % des cas) ; il est plus élevé entre deux et trois mois et les garçons sont deux fois plus atteints par la mort subite du nourrisson que les filles.

Si les causes de ce drame ne sont, à ce jour, pas clairement élucidées, il est tout de même établi qu'il faut la conjugaison de plusieurs facteurs présents dans l'environnement du bébé, dont notamment un manque de maturation du contrôle des fonctions vitales, en particulier un dysfonctionnement de la commande de respiration.

Causes pathologiques le plus souvent incriminées

- troubles neurologiques de la commande de la respiration ;
- hypertonie vagale, c'est-à-dire dysfonctionnement cardiaque ;
- reflux gastro-œsophagien ;

À SAVOIR

La période de l'hiver est plus dangereuse, car les bébés sont souvent trop couverts, la température de leur chambre est trop élevée et les virus plus actifs

• sensibilité particulière aux virus et aux toxines bactériennes ;
• la recherche se dirige également vers la mise en évidence d'un facteur génétique qui prédisposerait à un tel risque.

Une prévention très efficace

Pour supprimer les principaux facteurs de risque, il faut impérativement :
• coucher votre bébé sur le dos (pas même sur le côté jusqu'à six mois). Cette mesure a déjà eu pour effet en France de faire passer le chiffre d'un millier de nourrissons touchés par an à 350 cas ;
• surveiller la température de la chambre de votre bébé, elle ne doit pas dépasser 19 °C à 20 °C ;
• ne pas soumettre votre bébé au tabagisme passif, ni bien sûr à aucune fumée produite par des stupéfiants (marijuana, cannabis).

Et aussi :
• Prohibez couette, couverture épaisse et oreiller. Préférez la turbulette et réhaussez légèrement le matelas au niveau de la tête à 20° d'inclinaison.
• Soyez très vigilante sur la qualité de la literie : choisissez un matelas ferme adapté aux dimensions du lit (pour le premier mois, un berceau ou un couffin ont des dimensions plus sécurisantes pour un bébé qui n'apprécie pas le vide).
• N'encombrez ni le lit ni le berceau de peluches.
• Ne vous endormez pas avec votre bébé couché dans votre lit. Il peut y avoir trop chaud.

MISE EN GARDE

Ne secouez jamais votre bébé ni pour jouer, ni pour le consoler s'il pleure, ni pour faire des exercices de gymnastique mère-bébé ou danser avec lui. Son cerveau pourrait subir des lésions graves à l'origine de séquelles neurologiques irréversibles.

Le syndrome du bébé secoué

Un bébé est un être fragile surtout en raison de l'immaturité de son cerveau. Son sommeil doit être respecté et il doit être en toutes circonstances manié avec douceur, votre main derrière sa nuque (il ne commencera à tenir sa tête seul que vers trois mois).

Dès que votre bébé est réceptif à vos gestes et à vos paroles, que la communication affective est établie, il est naturel d'avoir envie de jouer avec lui, cependant n'ayez jamais l'idée de le lancer à bout de bras pour le faire rire. Aucun bébé n'apprécie de perdre pieds, le vide les angoisse. Il est très dangereux de secouer la tête d'un tout-petit, cela peut provoquer des lésions cérébrales hémorragiques.

Le secouement d'un bébé engendre des lésions au niveau :

• **du cerveau :** les espaces péricérébraux (entre méninges et cerveau) sont plus larges chez le bébé que chez l'adulte, ce qui permet des mouvements du cerveau à l'intérieur de la boîte crânienne. Ces mouvements sont responsables de lésions hémorragiques et de petites déchirures des veines qui traversent les espaces péricérébraux élargis. Le bébé présente alors un hématome sous-dural.

• **des os :** le secouement peut entraîner des petites fractures des métaphyses des os longs ainsi que des fractures des côtes par pression des mains au niveau du thorax.

• **des yeux :** dans plus de 80 % des cas de bébés secoués, les yeux sont atteints d'hémorragies rétiniennes bilatérales.

Les séquelles

La mortalité est de 8 à 10%. On constate également 50% de séquelles irréversibles très graves au point de vue neuromoteur (hémiplégie, tétraplégie, épilepsie, cécité, amblyopie) et 50 % de séquelles plus légères, mais invalidantes pour l'avenir (troubles du comportement, déficit mental, difficultés scolaires).

Sa première sortie

Votre bébé n'est pas né prématurément, il pèse 3 kg ou plus, il ne présente pas de problème particulier au point de vue de sa santé : dans ce cas, il peut faire une promenade à l'extérieur dès la fin de la première semaine à condition qu'il ne fasse pas trop froid (en dessous de 5 °C) et que cette première sortie dure moins d'une heure.

CONSEILS

La veille de la première sortie, couvrez votre bébé, ouvrez la fenêtre et faites-lui entendre les bruits extérieurs pour qu'il s'habitue.

ATTENTION !

Lors de ses premières sorties, n'emmenez pas votre bébé dans des endroits trop fréquentés ou trop bruyants. Il est encore trop sensible aux bruits et aux microbes.

N'envisagez pas de sortie dans le métro, ni dans les grands magasins ou hypermarchés.

Les précautions à prendre

Le nourrisson doit être bien vêtu en fonction de la saison et de préférence protégé dans un landau.

Le transport

Bébé contre soi

• Le porte-bébé ventral peut être utilisé pour un bébé pesant plus de 3,4 kg.
• Le porte-bébé berceau est très confortable pour le bébé car il s'agit d'une sorte de hamac porté en bandoulière.
• Avec un porte-bébé classique, vous devez impérativement maintenir la têtière avec l'une de vos mains pour renforcer le soutien de la nuque de votre bébé.

Bébé avec chauffeur

• Le landau est le moyen de locomotion le mieux adapté à un nouveau-né. Il lui procure une bonne protection et lui permet de dormir aussi bien qu'à la maison. La nacelle peut servir de berceau ou de lit-auto si un kit d'installation voiture a été prévu pour le modèle.
Cependant, son usage se limite à moins de six mois, car dès que votre bébé sera capable de tenir assis, il n'appréciera plus de se promener allongé.
• La poussette-landau est un objet fait pour s'adapter à l'évolution motrice du bébé. Le choix dans ce domaine est grand : soyez très vigilante sur la qualité de la suspension du chassis et sur le système de sécurité qui régit le pliage. Une capote et une chancelière sont indispensables pour protéger votre bébé du soleil et des intempéries. En position « landau », s'il ne s'agit pas d'une nacelle superposée, le hamac doit pouvoir être suffisamment incliné. Votre bébé doit être allongé.

L'habiller selon la saison

• En automne, en hiver et par temps frais, refermez votre manteau ou votre veste sur le porte-bébé. Un bonnet et des chaussons de laine sont indispensables.
• Au printemps, privilégiez un bonnet et des chaussettes de coton.
• En été, lorsqu'il fait chaud (plus de 24 °C), vous pouvez le sortir bras

et jambes nus couvert d'un petit drap dans son landau. Relevez la capote pour le protéger du soleil et lorsque vous vous arrêtez dans un espace vert, ne laissez pas le landau au soleil. Il pourrait faire très chaud sous la capote.

Partir avec un nouveau-né en week-end ou en vacances

Dès la fin de la première semaine, votre bébé peut voyager, à condition que ce soit dans de bonnes conditions.

En voiture

• Attachez bébé convenablement

La nacelle doit être parfaitement fixée par un système de sécurité. Une brassière abdominale anti-éjection rembourrée protège votre bébé en cas de choc. Un coussin réducteur complète le système.
Le siège-auto offre encore une meilleure sécurité, mais il doit être adapté à un nouveau-né, c'est-à-dire pouvoir être très incliné.

• Ne fumez pas dans la voiture.

• L'été, il faut particulièrement faire attention au risque de déshydratation : un nourrisson ne doit pas être exposé au soleil. Les vitres de la voiture doivent être équipées de pare-soleil. Si votre voiture n'est pas climatisée, ne voyagez jamais aux heures chaudes de la journée, mais roulez après 17 heures, voire de nuit.

En avion

Il faut prévoir un biberon d'eau sucrée ou de lait pour le faire boire au moment du décollage et de l'atterrissage afin de lui éviter les douleurs d'oreilles.
Le moindre symptôme révélant une atteinte rhinopharyngée ou un cas d'otite est une contre-indication pour faire voyager un bébé par avion.

Dès le premier mois, vous pouvez partir en week-end ou en vacances avec votre bébé, mais sachez qu'il peut être déstabilisé par un changement de lieu. Il a besoin d'une grande stabilité pour s'adapter, prendre ses marques et trouver son rythme de vie et de sommeil. Ne vous étonnez pas s'il a du mal à s'endormir dans un lieu inconnu.

CONSEILS

Une prise de contact avec l'extérieur permet à votre bébé de faire de nouvelles expériences d'adaptation : air frais dans les narines, perception plus précise des bruits, sensation de roulement, etc.
Toute cette stimulation sensorielle va peut-être lui permettre de mieux dormir : une petite promenade dans la journée favorise souvent son sommeil nocturne.

Pour un bébé né à terme qui présente un ictère physiologique, la sortie peut avoir un effet thérapeutique. En effet, les ultraviolets présents dans la lumière du jour ont une action bénéfique pour atténuer la pigmentation de la peau.

L'environnement de votre bébé

La naissance du premier enfant déclenche la formation de la cellule familiale, mais lorsqu'il y a déjà d'autres enfants à l'arrivée d'un bébé, cet événement perturbe l'équilibre de la famille. Le même événement peut donc être fondateur ou déstabilisant. Il faut prendre en compte les circonstances et s'adapter. Il est normal que les aînés ressentent des sentiments mitigés à l'égard de ce nouveau venu qu'ils n'ont pas forcément désiré. Le nombre d'enfants, leur âge et la manière dont vous allez aborder cette situation nouvelle vont caractériser l'évolution de la dynamique familiale.

Son environnement familial

Si vous avez plusieurs enfants

La première rencontre doit se dérouler, si possible, à la maternité. À vous de faire en sorte que cette rencontre magique prenne l'apparence d'une fête. Le bébé va recevoir des cadeaux et il est bon d'en prévoir aussi pour les autres enfants. Ce conseil vaut pour tous ceux qui rendront visite à la famille, il ne faut en aucun cas fêter l'enfant nouveau et ignorer les autres.

Permettez aux plus grands de prendre le bébé dans leurs bras en les installant dans des oreillers, des coussins ou une couette pour assurer la sécurité du nouveau-né.

PREMIER CONTACT

À la maternité, la première rencontre avec le bébé doit se faire dans le cadre restreint « parents-enfants ». Arrangez-vous pour que l'aîné soit seul avec vous au moins quelques instants et que le bébé soit dans son berceau plutôt que dans vos bras.

De retour à la maison, faites participer les enfants aux soins du bébé, mais seulement s'ils le désirent.

Donnez-leur quelques responsabilités mesurées pour les valoriser.

Montrez-leur les photos d'eux nouveau-nés et bébés pour leur faire comprendre leur évolution.

Mettez en évidence les avantages de leur vie de « grands » par rapport à celle du bébé (par exemple, pouvoir jouer avec une multitude de jouets avec des copains, pouvoir courir, sauter, faire du toboggan, être capable de parler pour se faire comprendre...).

Expliquez-leur que le bébé a besoin d'eux pour être heureux et qu'ils peuvent favoriser son éveil, qu'il ne va pas rester bébé mais devenir un compagnon de jeu.

À LA MAISON

Le jour du retour à la maison, il est préférable que l'aîné soit présent. Dans la mesure du possible, évitez de l'éloigner du cercle familial. N'associez pas l'arrivée du bébé avec une autre perturbation telle que la mise à la maternelle ou l'apprentissage du pot.

Pour atténuer le sentiment de rivalité affective parfaitement normal, comptez sur le bébé qui va mettre en place une communication pour attirer l'attention de ses frères et sœurs et les séduire. Faites des choses particulières et personnalisées avec chaque enfant. Malgré l'arrivée du bébé, prévoyez quelques activités avec les plus grands, une promenade ou une séance de cinéma, en laissant occasionnellement votre bébé à la garde du papa, d'une mamie ou d'une baby-sitter.

Lorsque l'aîné est encore petit : entre dix-huit mois et quatre ans

L'arrivée d'un bébé est encore plus difficile à surmonter pour un enfant en bas âge. Celui-ci est dans une période de croissance et d'évolution accélérées : il doit faire l'apprentissage de la propreté, s'adapter à la séparation parentale et à la vie en communauté, à la garderie ou à l'école. À l'extérieur, il n'est plus le centre du monde et, avec l'arrivée d'un petit frère ou d'une petite sœur, il ne l'est plus non plus à la maison.

C'est à vous d'agir pour le comprendre et le rassurer au maximum sur les sentiments que vous lui portez, pour l'aider à surmonter les réactions dues à sa perturbation normale et légitime. Pour chaque enfant, l'arrivée d'un bébé est un choc psychologique et affectif qu'il traduit par un comportement soit régressif soit agressif, et cela d'autant plus s'il était à ce jour enfant unique.

Acceptez une régression passagère : donnez-lui à boire dans un biberon en le tenant sur vos genoux, remettez-lui des couches, redonnez-lui sa tétine s'il manifeste l'envie de tout faire comme un bébé. Avec beaucoup de compréhension de votre part, votre aîné va surmonter cette période délicate pour lui et peut-être même rapidement prendre la décision de devenir «grand» et de tout faire mieux qu'un bébé. Valorisez alors au maximum ses changements et ses progrès.
Si les troubles du comportement perdurent – surtout l'agressivité, signe d'une souffrance affective importante –, demandez l'aide d'un pédopsychiatre et d'un homéopathe.

Dans le cas de plus en plus fréquent d'une famille recomposée

À l'arrivée d'un bébé, les choses peuvent être encore plus difficiles, même si les enfants aînés sont en général plus âgés. Il est normal que pour eux cette naissance ne soit pas, comme pour vous, synonyme de bonheur et d'amour.

À vous, les parents, d'être très vigilants, surtout si leur comportement se met à changer. La peur de passer au second plan, de ne plus être aimés est encore plus aiguë chez des enfants ayant vécu une séparation parentale. À vous de les comprendre, de gérer en douceur leurs perturbations comportementales ou scolaires et de les rassurer affectivement en leur accordant un maximum d'attention, d'écoute et de preuves d'amour.

Votre bébé et vos animaux domestiques

Très souvent, avant la naissance d'un premier bébé, le chien ou le chat ont la place d'un enfant de substitution ; il est donc normal qu'ils ressentent eux aussi un sentiment de jalousie, voire de frustration, s'ils ne sont plus l'objet des mêmes attentions à l'arrivée du nouveau-né.

CONSEILS

- **Pour atténuer l'impression d'être délaissé à cause du bébé :**

Pulsatilla
- 1 dose en 9 CH le 1er jour
- 1 dose en 15 CH le 3e jour
- 1 dose en 30 CH, le 5e jour et le 7e jour.

- **En cas d'agressivité envers le bébé :**

Hyosciamus 9 CH, 15 CH et *30 CH* donné avec la même posologie que *Pulsatilla*

À diluer dans un peu d'eau pour les plus jeunes.

CONSEILS

• Lors de votre séjour à la maternité, donnez à votre conjoint un vêtement porté par votre nouveau-né pour qu'il le fasse renifler à votre animal, avant votre retour, afin qu'il connaisse déjà l'odeur du bébé.

• En arrivant à la maison, présentez votre bébé à votre chien ou à votre chat, faites-le-lui humer pour qu'il le «reconnaisse». Et, bien sûr, manifestez de l'affection à votre compagnon à quatre pattes en lui donnant par exemple une petite friandise pour chien ou pour chat. Changez le moins possible les habitudes de l'animal, et tout devrait bien se passer.

Avec le chien

Une fois les présentations faites, dans le cas le plus fréquent, le chien va devenir le gardien de votre enfant, un personnage important de son environnement qui favorisera son développement psycho-affectif. Cependant, soyez très vigilante et ne laissez jamais votre bébé seul en compagnie de l'animal. Quelques réactions de jalousie peuvent survenir chez le chien qui les exprimera par des manifestations inhabituelles – agressivité, refus de rester seul, aboiements intempestifs –, voire des pathologies somatiques telles que vomissements, diarrhées, chute de poils ou léchage compulsif. Il faut alors consulter un vétérinaire comportementaliste.

Pensez aussi à l'homéopathie, très efficace pour soigner les animaux.
• Pour un chien qui montre des signes d'agressivité :
Hyoscyamus 15 CH, 5 granules 3 fois par jour jusqu'à disparition des signes.
• Pour un chien triste qui ne mange plus et menace de mordre :
Lachesis 15 CH, 3 granules 3 fois par jour.
• Pour un chien qui prévient en aboyant avant de mordre :
Nux Vomica 15 CH, 5 granules 3 fois par jour.
• Pour un chien qui boude ou se plaint :
Pulsatilla 15 CH, 5 granules 3 fois par jour.

Avec le chat

Ne changez surtout rien à votre comportement habituel envers votre chat, manifestez-lui votre affection comme auparavant. Si vous avez moins de temps à lui consacrer, donnez-lui un vêtement porté par vous pour qu'il dorme dessus, rassuré par votre odeur. Jusqu'à ce que votre enfant ait six mois, limitez la présence du chat dans la chambre du bébé et interdisez-lui le berceau. Posez une petite barrière de sécurité devant la porte de la chambre et ne le laissez entrer qu'en votre présence.

Surtout, ne vous séparez pas de votre animal en prenant le prétexte de la toxoplasmose. Un chat qui vit en appartement est très rarement porteur du parasite responsable de la toxoplasmose. De plus, il s'agit d'une maladie bénigne qui n'est dangereuse que pour le fœtus, pas pour le bébé. Elle est plus souvent transmise par de la viande pas assez cuite ou par des crudités mal lavées que par un chat. Comme le chien, le chat va devenir pour votre enfant un compagnon de vie, source d'équilibre au point de vue affectif.

Le chat, même s'il a l'air de mieux savoir préserver son territoire et son bien-être, peut aussi manifester des signes de perturbations comportementales. Mais il est peut-être plus facile de le rassurer : quelques paroles affectives, quelques caresses, sa pâté préférée lui permettront de se sentir à nouveau aimé.

Décorez sa chambre

Même si votre bébé ne possède pas une chambre pour lui tout seul, organisez-lui un coin personnalisé où il est important que les lumières et les couleurs ne soient pas trop vives, ni les bruits trop forts afin de lui assurer confort, sécurité et tranquillité.
Si vous avez la possibilité de décorer toute une pièce à son attention, choisissez pour son ameublement des tissus en coton ou en lin, aux couleurs pastel.

Son couchage

Dans les premières semaines, comme il a une certaine nostalgie de sa vie intra-utérine et de la douceur du giron de sa mère, il supporte mal d'être dans le vide. Votre bébé est plus à l'aise dans un couffin ou dans un berceau que dans un lit trop grand pour lui. C'est souvent la raison pour laquelle il pleure la nuit. Réduisez son espace de couchage, gardez-le près de vous et vos nuits seront moins agitées. Berceau et couffin peuvent être déplacés d'une pièce à l'autre. Être plus proche de vous, entendre votre voix et les sons de la vie familiale le rassure. Le couffin peut, par moments, être posé au milieu de son lit et la transition se fera naturellement.

Le lit à barreau

Pour la sécurité de l'enfant, le lit à barreau doit être équipé d'un tour de lit, mais pas d'oreiller, ni de couette, ni de couverture trop lourde. L'emploi d'une turbulette est parfaitement adapté à condition qu'elle ne soit pas trop grande. Enveloppez le matelas dans une housse anti-acariens et n'encombrez pas le lit d'une multitude de peluches (elles seront mieux placées sur une étagère pour décorer un mur). Un seul doudou suffit, il existe même des doudous hypoallergéniques parfaitement adaptés aux bébés nés dans des familles à terrain allergique.

Ne placez pas le lit sous une fenêtre, ni face à la porte pour éviter les courants d'air, ni trop près d'un radiateur où l'enfant risque d'avoir trop chaud. Pour un endormissement en douceur, pensez à poser près de son lit une boîte à musique et une veilleuse aromatique parfumée à la fleur d'oranger ou à l'huile essentielle de lavande.

Dès les premiers jours, prévoyez la sécurité qui sera indispensable lorsque votre bébé commencera à découvrir le monde et lorsqu'il fera ses premiers pas :

- Évitez tout objet électrique à moins de 1 m de sa tête.
- Placez les lampes en hauteur et protégez les prises de courant par des cache-prise. Et n'utilisez pas de rallonge ni de prises multiples.
- Pour sa chambre, choisissez des meubles dont les angles sont arrondis et installez des protège-coins en mousse sur les tables des autres pièces de l'appartement.

COSLEEPING

Le « cosleeping » : le bébé dans le lit de ses parents

Contre : pour les uns, il s'agit d'une pratique dangereuse, un facteur de risque de mort subite du nouveau-né car, sous la couette avec ses parents, un bébé peut souffrir d'hyperthermie, ce qui augmente sa fragilité.

Pour : ceux qui préconisent cette coutume insistent sur le fait qu'elle renforce la sécurisation affective de l'enfant, facilite l'allaitement au sein et améliore la qualité du sommeil de toute la famille – le bébé s'adaptant ainsi plus rapidement aux rythmes maternels.

La solution intermédiaire :
Le couffin posé par terre le long du lit du côté maternel, pendant le premier mois. C'est pratique et sans danger pour allaiter la nuit, rassurer le bébé et permettre une nuit sans pleurs persistants.

ASTUCE

Le coussin d'allaitement, lorsqu'on en rapproche les bords, peut aussi devenir un nid d'ange moelleux pour coucher votre bébé dans toutes les pièces de la maison.

MISE EN GARDE

Quel que soit le modèle de table à langer, ne laissez jamais votre bébé dessus sans surveillance.

Un achat indispensable : le transat

Le transat est un accessoire très utile pour que votre bébé participe à la vie familiale. Ses poignées le rendent facilement transportable de pièce en pièce et ainsi votre bébé capte plus vite son environnement. Il doit être orientable pour que son inclinaison soit progressive.

Dès ses premiers jours, votre nouveau-né peut rester dans son transat quelques heures, en position horizontale, éventuellement avec un linge roulé destiné à combler le creux d'une courbure trop importante. Le transat est particulièrement recommandé si vous avez donné naissance à des jumeaux (par exemple pour leur donner le biberon simultanément). Une précaution à prendre : un transat doit impérativement être posé sur le sol car en grandissant votre bébé peut le faire basculer en s'agitant.

Encore mieux : le pouf pour bébé.

Rempli de microbilles et muni d'un harnais de sécurité, il est très confortable et constitue un nid douillet pour votre petit.

La table à langer

Le choix d'une table à langer est devenu complexe tant il existe de modèles différents. La première qualité demandée à une table à langer est sa sécurité définie par sa stabilité et la hauteur des rebords qui entourent le matelas. La norme «CE» est en principe une garantie. Les prix sont très variables. Les modèles les plus coûteux correspondent généralement à des meubles «évolutifs» qui trouveront encore leur place dans la chambre lorsque votre enfant ne portera plus de couches.

Les modèles les plus utilisés :

- Le plan à langer qui s'adapte sur la largeur de la baignoire familiale (ou celle du lit). Il est à la fois peu encombrant et mobile.
- Le meuble de toilette et de bain sur roulettes avec position de blocage, baignoire coulissante et tiroirs de rangement. Il passe facilement de la chambre à la salle de bains et permet d'avoir à portée de main accessoires, produits de toilette et vêtements de bébé.
- Le meuble à langer, véritable commode en bois surmontée d'une table à langer très sécurisée par ses rebords latéraux. Il est à la fois esthétique et pratique dans la chambre.
- Le simple coussin à langer posé sur votre lit peut également faire l'affaire et être sécurisant ; il présente moins de risque pour votre bébé, mais attention à votre dos !

Et le feng shui, vous connaissez ?

Pour rendre l'environnement de votre enfant encore plus bénéfique et la décoration de sa chambre plus harmonieuse, inspirez-vous des règles du feng shui – des guides existent pour vous aider dans votre démarche.

Le feng shui est une pratique asiatique dont les origines se trouvent en Chine et datent de 3500 ans. Le feng shui classe tout ce qui existe sur terre en cinq éléments : le feu, le métal, la terre, le bois et l'eau. Chacun de ces éléments peut avoir des propriétés yin ou yang qui correspondent à l'énergie positive ou négative. Tout l'art du feng shui réside dans l'organisation d'un environnement dans lequel les cinq éléments et les deux énergies antagonistes sont en équilibre pour assurer aux humains une existence plus calme et plus sereine. L'application des principes du feng shui pour une chambre de bébé est particulièrement recommandée. Il ne s'agit pas d'une pratique magique, mais avant tout d'aménager l'environnement d'un enfant avec bon sens et réflexion.

Quelques principes feng shui pour la chambre de votre bébé

• Aérez quotidiennement la chambre pour éliminer autant que faire se peut les acariens et les risques d'allergie.
• Le «chi» de la lumière doit entrer dans la chambre pendant la journée, ouvrez les rideaux.
• Aucun miroir ne doit refléter le berceau ni le lit.
• Tâchez d'éviter les couleurs trop uniformes, blanche ou pastel : une fresque colorée réchauffe le décor.
• Le mur ouest de la chambre symbolise l'éveil et la créativité, sur ce mur disposez un panneau sur lequel il sera possible de dessiner ou qui sera le support de motifs autocollants repositionnables. Vous pourrez ainsi laisser libre cours à votre imagination pour raconter des histoires à votre enfant en modifiant le décor à l'infini.
Contre ce mur peuvent être placés le coffre à jouet (sans couvercle pour que votre enfant puisse fouiller dedans sans danger) et l'étagère portant tous les animaux en peluche.

Retrouvez votre bien-être

Pendant la période des suites de naissance, il est possible que vous ressentiez un certain inconfort physique et une grande fatigue. Une de vos priorités doit en conséquence être de récupérer rapidement un physique sans séquelle et un psychisme équilibré.

En outre, durant cette période votre couple va s'installer sur de nouvelles bases, non sans quelques réajustements salutaires…

Combattre les séquelles post-natales

« Le report, sous différents prétextes, de la rééducation post-natale favorise l'installation de déséquilibres structurels et de désordres qui s'inscrivent dans le schéma corporel au risque de présenter alors plus de difficultés de réparation. »

Roland Leclerc, kinésithérapeute

À SAVOIR

La pratique de l'épisiotomie régresse avec l'extension de la poussée en expire et la pratique de la position latérale proposées comme choix possible au moment de l'expulsion. 10 à 15 % des femmes accouchent déjà dans cette position.

Surmonter le traumatisme périnéal

Le périnée

Le périnée est un ensemble de muscles situés autour de la vulve et de l'anus qui forme une sorte de double boucle comme le chiffre 8. La boucle antérieure entoure la vulve ; la boucle postérieure enserre le sphincter anal. Elles se croisent au niveau du « noyau fibreux central », point de rencontre des fibres de tous les muscles périnéaux superficiels. C'est cette zone qui est concernée lorsqu'on pratique une épisiotomie. Lors de l'accouchement, dans le premier temps de l'expulsion, le périnée postérieur est sollicité et distendu par la tête du bébé, puis celle-ci remonte vers le périnée antérieur. Le périnée superficiel s'amincit, se relâche plus ou moins intensément (d'où l'indication éventuelle d'une épisiotomie). Enfin, les muscles de la vulve épousent les dimensions de la tête pour la laisser passer.

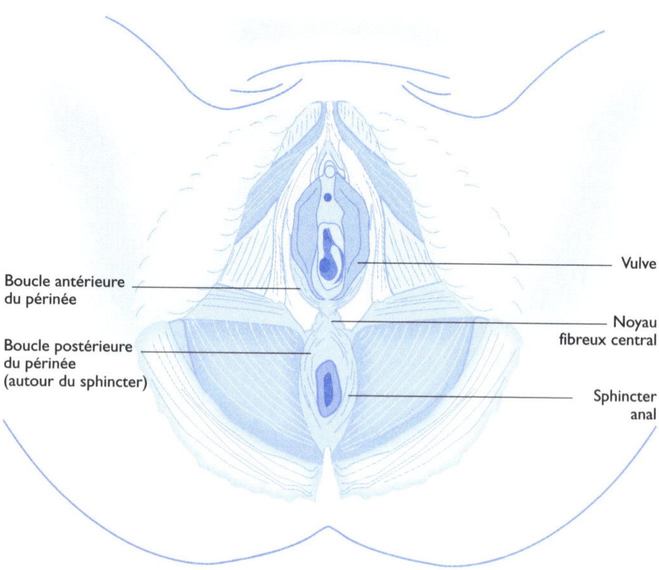

LES FONCTIONS DU PÉRINÉE

- le maintien permanent de la statique pelvienne : il doit être assez résistant pour maintenir le poids des organes ;
- le renforcement des mécanismes sphinctériens urinaire et anal ;
- la sensibilité avec possibilité réactionnelle (tonicité et mobilité) qui contribue à une sexualité harmonieuse.

Le traumatisme musculaire

Il dépend de plusieurs facteurs :

1. **Le poids du bébé.**
2. **Le temps de l'expulsion** : une expulsion trop rapide est souvent néfaste pour le périnée qui n'a pas le temps de se détendre progressivement sous la poussée de la tête.
3. **Le mode d'expulsion : la poussée en bloquant l'air** est le mode le plus préconisé en Occident pour favoriser la sortie de l'enfant (associée à la position gynécologique). Mais aujourd'hui, cette manière de pousser est remise en question. Un effort expulsif intense serait inutile pour un accouchement physiologique, et le blocage diaphragmatique serait même contraire au cheminement naturel du bébé. Et, de toute évidence, le souffle bloqué n'entraîne pas le relâchement musculaire nécessaire à une sortie harmonieuse de la tête. La poussée en expire, qui consiste à freiner l'air expiré, par son action plus lente et moins violente, permet aux muscles sollicités pendant l'expulsion d'avoir le temps de s'adapter à l'arrivée de la tête en s'étirant progressivement.
4. **L'épisiotomie**, qui représente dans les suites de couches un traumatisme surajouté.

Dans le meilleur des cas, les muscles du périnée n'ont souffert que d'un choc tissulaire facilement surmontable avec quelques exercices de rééducation dès les jours qui suivent l'accouchement.

Lorsque le bébé est trop gros ou que l'expulsion est trop rapide et que les muscles ne sont pas assez entraînés à se relâcher, différentes parties du périnée peuvent subir un traumatisme qui peut devenir la cause ultérieure d'une altération des fonctions périnéales.

L'incontinence urinaire du post-partum

Une incontinence urinaire post-contusionnelle du sphincter peut survenir dans les suites de couches. Cependant, en général, elle régresse spontanément.

Si les troubles perdurent (c'est-à-dire si vous ressentez des besoins d'uriner trop fréquents ou si vous êtes sujette à des petites fuites urinaires lors d'un éternuement, d'une toux, d'un rire ou de certains exercices physiques), il faut impérativement entreprendre une rééducation pour lutter contre cette faiblesse périnéale.

Si l'incontinence n'a pas disparu après la fin des séances rééducatives et trois mois après l'accouchement, consultez un urologue. À notre époque, ce trouble, qui peut devenir un handicap, n'est plus une fatalité.

Les séquelles de l'épisiotomie

La cicatrice d'épisiotomie est rarement anodine dans les suites de couches, même si la réparation tissulaire est normale.

La suture d'épisiotomie peut provoquer une sensation de tension, être douloureuse ou inesthétique, ce qui en fait une séquelle physique et psychologique souvent mal ressentie qui peut avoir des conséquences négatives sur la sexualité. Même le père peut être troublé par cette mutilation du sexe de sa partenaire surtout si, en salle de naissance, il a assisté de trop près à l'incision.

Le traitement

Pour activer la cicatrisation et prévenir ou guérir une cicatrice douloureuse, utilisez matin et soir de la **pommade au calendula** en couche épaisse. L'homéopathie est efficace pour éviter les séquelles d'épisiotomie. Dans tous les cas : *Staphysagria 5 CH*, 5 granules matin et soir dès l'accouchement et pendant 5 à 8 jours.

Les hémorroïdes

Il est fréquent qu'une poussée hémorroïdaire survienne dans les suites de couches, surtout après une suture d'épisiotomie ou une déchirure périnéale. Les varices anales sont dues à la dilatation des veines pendant la grossesse et aux efforts physiques fournis au moment de l'expulsion.

Le traitement

Allopathique

Anti-inflammatoires et veinotoniques associés à une pommade anti-hémorroïdaire.

Homéopathique

Aesculus 5 CH, 4 granules 5 fois par jour ;
Hamamélis 5 CH, même posologie.
Et pour lutter contre la constipation :
Nux Vomica 9 CH, 3 granules 3 fois par jour.

La rééducation précoce

Dès les premiers jours qui suivent la naissance de votre enfant, vous pouvez entreprendre une autorééducation. Commencez par les muscles de votre périnée ; faites des exercices de contraction et de relâchement accompagnés d'inspiration et d'expiration. Même en cas d'épisiotomie, la mobilisation précoce de votre périnée en stimulant la circulation sanguine accélère la récupération énergétique et la sensibilité des tissus musculaires.

Exercice de rééducation périnéale

1. En inspirant, contractez le sphincter anal, relâchez-le en expirant une dizaine de fois.
2. Faites de même en contractant uniquement la vulve et le vagin.
3. Faites de même en contractant seulement le méat urinaire.

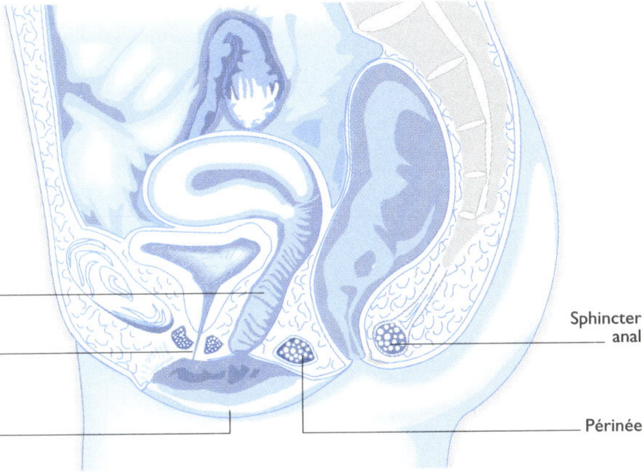

4. Puis reprenez les trois exercices en les enchaînant : en inspirant, contractez le sphincter anal, puis la vulve et les parois du vagin et en montant un peu plus haut le méat urinaire.
5. Maintenez votre tension musculaire et votre respiration durant 3 à 5 s. Puis, en expirant lentement, relâchez tous les muscles de votre périnée.

Faites cet exercice 20 à 30 fois de suite, 3 à 4 fois par jour.
La difficulté réside dans le fait de ne mobiliser que les muscles périnéaux sans les confondre avec les muscles fessiers. Cet exercice demande de la concentration et doit être répété souvent pour être efficace.

MISE EN GARDE

Le « stop-pipi » : un exercice à oublier

Cet exercice qui fut un temps préconisé consistait à interrompre volontairement la miction pour faire travailler le périnée. Non seulement il ne sert à rien, mais il peut être nocif pour la santé : en déréglant tout le mécanisme d'évacuation urinaire, il favorise une stagnation des urines et est par conséquent la cause d'infections urinaires.

À LIRE

Corps de mère, corps de femme, de Roland Leclerc, éd. le Cherche Midi.

La rééducation précoce abdominale

Elle peut également être pratiquée s'il s'agit de mobilisation douce, limitée aux seuls muscles abdominaux. Pour chaque exercice, il faut maintenir la contraction quelques secondes.

1er exemple

Allongée sur le dos, genoux pliés, mains sur le ventre :
- inspiration et gonflement du ventre,
- expiration profonde et contraction des abdominaux.

2e exemple

Debout, genoux légèrement pliés :
- inspiration et gonflement du ventre,
- expiration lente et profonde en rentrant le ventre le plus possible.

On entend souvent dire qu'il ne faut pas faire de rééducation abdominale avant la rééducation périnéale car, d'une part, la pratique des abdominaux serait nocive pour un périnée déjà traumatisé et, d'autre part, mieux vaut attendre le sevrage pour commencer une rééducation post-natale, les hormones dues à l'allaitement freinant la réparation musculaire.

En fait, ce qui est vivement déconseillé, ce n'est que la pratique des abdominaux «à l'ancienne» (battements, ciseaux, pédalage des jambes), pratique désormais décriée même en dehors de la grossesse par les spécialistes du mouvement, en particulier pour son mauvais impact sur le périnée. Mais attendre la fin de l'allaitement n'est pas une bonne chose, car c'est prendre du retard pour recouvrer rapidement une image corporelle si importante pour le moral.

CONSEIL

Avant d'entreprendre votre rééducation médicale, consultez un ostéopathe, surtout si votre coccyx est douloureux, il peut lui aussi avoir subi un traumatisme lors de l'expulsion, que ce soit un petit déplacement ou une véritable luxation.

Il est donc très recommandé d'entreprendre le plus précocement possible une rééducation post-natale périnéale et abdominale, tout en douceur ; contractions et relâchements associés à la respiration pour mobiliser les muscles concernés chacun à leur tour.

La rééducation périnéale assistée

Le médecin ou la sage-femme vous a prescrit des séances de rééducation du périnée : prenez rendez-vous avec une sage-femme libérale ou un kinésithérapeute ayant suivi une formation spéciale en rééducation «uro-gynécologique».

Les méthodes utilisées

La thérapie manuelle permet une sélection plus précise des zones musculaires lésées et un travail très personnalisé, en particulier pour redonner de la mobilité aux tissus cicatriciels.

Avec la méthode du **biofeedback**, le travail périnéal se fait grâce à une sonde intravaginale reliée à un appareil enregistreur de signaux musculaires émis par la contraction. Le résultat s'affiche sur un écran, sa visualisation est un stimulant à l'effort.

Dans le cas de l'électrostimulation passive, la stimulation électrique est transmise par une sonde vaginale aux muscles qui se contractent involontairement au rythme de l'appareil. Mais il est également possible de l'utiliser pour renforcer le travail actif de la patiente (électrostimulation active). L'intensité de l'impulsion électrique est augmentée progressivement en fonction des sensations. Les résultats s'affichent sur un écran d'ordinateur pour inciter la patiente à ajuster sa participation au travail de l'appareil.

La visite post-natale

Elle se situe dans les six à huit semaines qui suivent la naissance de votre enfant et elle est administrativement obligatoire pour percevoir les allocations familiales. Elle peut avoir lieu à l'hôpital où vous avez accouché, mais elle peut également être effectuée par un médecin gynécologue, généraliste ou par une sage-femme (depuis août 2004).

Il s'agit d'un véritable «bilan» post-natal aussi bien physique que psychologique, tous les sujets qui vous perturbent pouvant être abordés lors de cette consultation (préparez vos questions sur un petit papier récapitulatif avant la consultation).

Votre organisme doit avoir retrouvé son équilibre, ce qui signifie :
• que votre tension artérielle doit être normale ;
• que votre utérus doit être «involué», c'est-à-dire qu'il doit avoir repris sa place et ses dimensions initiales. Le col de l'utérus doit être refermé ;
• qu'après une césarienne la suture cutanée ne doit pas être douloureuse, ni rouge, ni indurée. Elle doit ressembler à un trait, le plus souvent très discret ;
• qu'après une épisiotomie la suture périnéale ne doit plus être ressentie. En cas de tiraillements douloureux, il se peut que ce soit dû à un fil résorbable qui n'a pas encore lâché, il vaut mieux le faire retirer pour être immédiatement soulagée ;
• que c'est lors de cette consultation que le médecin ou la sage-femme évaluent la tonicité des muscles du périnée et prennent la décision de prescrire une rééducation ;
• que c'est aussi l'occasion de parler d'incontinence urinaire, des hémorroïdes, des varices, des éventuelles anomalies au niveau des seins et également : de diététique, de contraception, de sexualité, de sevrage... et de tous problèmes psychologiques.

CONSEIL

En complément au travail du périnée effectué avec une sage-femme, vous pouvez vous procurer des « cônes » de rééducation, sorte de gros tampons hygiéniques en plastique, lestés de 20 à 100 g (en vente par coffret en pharmacie). Le but du jeu est d'insérer le cône le moins lourd dans le vagin et de le conserver au moins 15 minutes 2 fois par jour. Lorsque le cône peut être maintenu sans problème, il faut utiliser le poids suivant et ainsi jusqu'au plus lourd.

À SAVOIR

EPDS : Edinburgh Post-natal depression Scale

Il s'agit d'un questionnaire de dépistage de la dépression post-natale utilisé par les Anglo-Saxons depuis 1987 et en France depuis 1995. Ce test individualisé permet aux femmes de s'exprimer sur leurs ressentis psychologiques et aux professionnels d'évaluer le risque de dépression. Cette évaluation ne s'appuie plus seulement sur l'impression subjective du médecin ou de la sage-femme, mais sur une base plus concrète pour diriger une maman en difficulté vers un psychologue ou un psychiatre.

La dépression post-natale

Les signes de dépression du post-partum doivent être dépistés lors de cette consultation. Ils peuvent être évidents, latents ou dissimulés sous un problème physique difficile à soulager.

Un test sous la forme d'un questionnaire a été conçu pour aider les professionnels de la naissance dans ce dépistage. Il devrait être systématiquement proposé à toute nouvelle maman lors de la consultation post-natale, dernier rempart pour ne pas passer à côté d'une situation à risque.

Lutter contre la fatigue

Dans les premiers temps qui suivent la mise au monde de votre enfant, il y a une multitude de raisons pour que vous ressentiez un manque d'énergie. Voici une mine d'idées pour ne pas vous laisser submerger par la fatigue post-natale.

Reposez-vous un maximum de temps

Calquez-vous sur les rythmes éveil-sommeil de votre bébé et laissez tomber les tâches ménagères, votre priorité doit être de récupérer vos forces et votre bien-être. Si vous avez la chance de pouvoir vous faire aider pendant cette période, profitez-en sans culpabilité. Ne recommencez pas trop vite à porter votre aîné si celui-ci est encore en bas âge et ne portez aucune course (faites-vous livrer ou faites vos courses sur Internet). Dites-vous que pendant le premier mois vous devez tout particulièrement prendre soin de vous, être à l'écoute de vos sensations physiques et vous ménager.

Adoptez une stratégie antifatigue

Pour reconstituer rapidement votre capital énergétique, il faut suivre quelques règles de base.

Détoxiquez votre foie

- **Si vous allaitez**, prenez *Nux Vomica 5 CH*, 2 granules 3 fois par jour.
- **Si vous n'allaitez pas ou après le sevrage**, faites une cure de *Raphanus S. Pottier* en ampoule à prendre à jeun pendant 21 jours (à boire avec du jus de fruit pour en masquer le goût).

Rechargez votre organisme

Le fer

Une anémie (diminution du nombre de globules rouges) est fréquente après un accouchement. C'est une cause de grande fatigue. Le fer est nécessaire au transport de l'oxygène dans l'organisme. Il est donc très important de rééquilibrer votre taux sanguin en fer. Une supplémentation en fer associé à de l'acide folique permet de lutter contre la sensation de fatigue et de déprime (Tardyferon – Fumafer associé à de la vitamine B9).

Le calcium

Si vous allaitez, vos besoins en calcium sont augmentés. Afin de préserver vos réserves osseuses, prenez du calcium et de la vitamine D, indispensable pour le fixer. Ou bien augmentez votre consommation en laitage (de préférence à 0 %, cette présentation étant aussi riche en calcium que les yaourts et fromages blancs au lait entier), buvez du lait et de l'eau minérale en grande quantité.

LE FER

Les aliments riches en fer

La viande rouge, le foie, le jaune d'œuf, les épinards, les choux, la salade, le cresson, le persil, les lentilles, les fruits secs (amandes, noix, noisettes) et le cacao.

HOMÉOPATHIE

L'homéopathie antifatigue « spécial après accouchement »

Sépia 30 CH, 1 dose par semaine pendant 1 mois

China 9 CH, 5 granules 2 fois par jour pendant 10 jours

ALIMENT

Le germe de blé

Il est vendu sous forme de flocons à saupoudrer sur vos potages, salades ou laitages. Le germe de blé est particulièrement riche en calcium, magnésium, phosphore et vitamines B, C, D et E.

ALIMENT

La gelée royale

Il s'agit de miel très riche en oligo-éléments, en acides aminés et en vitamine B, destiné à la reine de la ruche pour prolonger au maximum sa vie et sa fonction de reproductrice. La gelée royale se trouve en pharmacie et dans les magasins diététiques sous forme de petits pots ou d'ampoules scellés à l'abri de l'air pour en conserver les propriétés.

Les vitamines

Elles sont indispensables pour dynamiser votre organisme. Si vous n'avez pas une alimentation variée et équilibrée, vous pouvez prendre un complexe vitaminique associé à des oligo-éléments (Elevit B9, Oligobs allaitement, Oligobs grossesse).

Pour absorber plus de vitamines, conservez au froid les légumes fragiles, car une fois cueillis, ils perdent 30 % de leur vitamine C au bout de vingt-quatre heures et 70 % au bout de quarante-huit heures. Ne faites pas tremper la salade, la vitamine C étant soluble dans l'eau, préférez la cuisson vapeur pour les légumes et mangez des légumes et des fruits frais de saison.

Prenez de bonnes résolutions alimentaires

Elles sont indispensables pour être en bonne santé et pour limiter une surcharge pondérale.

- Faites trois repas équilibrés par jour (quatre si vous allaitez) et ne grignotez pas..
- Mangez varié et sans excès.
- Buvez de l'eau à table et en dehors des repas (au moins 1,5 l).
- Préférez la cuisson vapeur ou dans des poêles antiadhésives sans matière grasse.
- Évitez (voire supprimez) les viandes grasses, les charcuteries, le beurre, la crème fraîche, les fritures, les aliments panés, les viennoiseries et pâtisseries, les crèmes glacées, les barres chocolatées, les sodas…
- Préférez les viandes blanches, le poisson, les œufs (ne pas dépasser quatre œufs par semaine), les légumes verts et secs, les pâtes, le riz, le pain, les laitages à 0 %, les fruits frais, secs et cuits, les huiles (1re pression à froid) d'olive de colza, de noix, de tournesol.
- Consommez des aliments antifatigue : des fruits frais, des fruits secs, des céréales, de l'ail, de la cannelle, de la menthe, du gingembre, du germe de blé et de la gelée royale (*voir encadré ci-contre*).

Pensez aux thérapies holostiques

Il s'agit des médecines douces qui prennent en compte le physique et le mental, qui réactivent les possibilités de défenses naturelles de l'organisme et qui ont pour objectif de restaurer l'énergie vitale (homéopathie, acupuncture, osthéopathie…).

L'ostéopathie

Pour aider votre corps à surmonter ses séquelles, l'ostéopathie va rétablir votre mobilité articulaire et supprimer les blocages mécaniques, en particulier au niveau du sacrum… En agissant à la fois sur les plans mécanique, psychique et neurologique, l'ostéopathie dynamise l'équilibre physiologique de votre corps.

Les objectifs de l'ostéopathie :

- soulager les contractions musculaires ;
- améliorer la souplesse des articulations ;
- rétablir les circulations vasculaires et lymphatiques ;
- stimuler l'élimination des toxines ;
- provoquer la capacité d'autoguérison de l'organisme.

Et pour mon bébé ?

Pour les bébés, l'**ostéopathie crânienne** est particulièrement recommandée, il s'agit d'une mobilisation très douce des os de la boîte crânienne qui libère le corps du bébé des tensions acquises *in utero* ou lors de l'accouchement, surtout s'il a vécu une naissance traumatisante (extraction aux forceps, accouchement par le siège, césarienne, souffrance fœtale, réanimation, accouchement après plus de 8 heures de travail ou de moins de 2 heures).

Consultez un ostéopathe pour votre bébé :

- s'il présente une déformation du crâne ;
- s'il est né prématurément ;
- si vous avez accouché sous péridurale ;
- s'il est né avec le cordon enroulé autour du cou ;
- s'il régurgite beaucoup ;
- s'il tète mal et montre peu d'appétit ;
- s'il souffre beaucoup de coliques ;
- s'il louche en permanence ;
- s'il dort peu et pleure beaucoup.

L'acupuncture

Pour retrouver une circulation énergétique harmonieuse, pensez à consulter un médecin acupuncteur. Cette thérapie pratiquée depuis plus de 3000 ans avant J.-C. par les Chinois est depuis 1983 officiellement enseignée dans plusieurs facultés de médecine. Pour rééquilibrer tout l'organisme humain, l'acupuncture prend en considération la circulation de l'énergie vitale le long de canaux invisibles qui parcourent le corps et qui correspondent chacun à un organe particulier. Ces canaux sont appelés «méridiens» et l'énergie qu'ils véhiculent est le «chi». Le chi se compose du yin et du yang, deux forces antagonistes, mais complémentaires. Des aiguilles implantées sur la trajectoire des méridiens ont pour effet de restituer l'équilibre entre le yin et le yang, condition nécessaire pour être en bonne santé physique et psychique.

En pratique

Les aiguilles utilisées sont en acier et à usage unique. Elles ont remplacé celles en or ou en argent utilisées dans le passé et qui ne mettaient pas le patient à l'abri de risques de transmission infectieuse.

PRATIQUE

En France, les ostéopathes peuvent être médecins (discipline enseignée à la faculté de médecine de Bobigny), kinésithérapeutes ou sages-femmes (par formation privée).

Union fédérale des osthéopathes de France (UFOF)

Rue des Trois-Capitaines
26400 Crest
Tél. : 04 75 25 79 04
Site internet : www.osteofrance.org

À SAVOIR

Si, après un mois, votre bébé pleure beaucoup toutes les nuits, votre fatigue est due surtout à votre manque de sommeil.

Un ostéopathe peut détecter les dysfonctionnements à l'origine de l'agitation de votre bébé.

À SAVOIR

L'acupuncture est particulièrement recommandée pour soulager les troubles post-nataux tels que la fatigue, la dépression, les problèmes d'allaitement, les troubles vasculaires, les douleurs d'épisiotomie...

Association française d'acupuncture

3, rue de l'Arrivée
75015 Paris
Tél. : 01 43 20 26 26
Site internet : www.acupuncture-france.com

La première consultation doit commencer par un interrogatoire médical, l'examen de la langue et la prise du pouls chinois, qui correspond à trois intensités de pouls radiaux à chacun des poignets, contrôlés par l'acupuncteur en exerçant une pression légère, plus marquée et forte. La pose des aiguilles est pratiquement indolore, leur implantation ne dépasse pas 3 à 4 mm, et elles doivent rester en place une dizaine de minutes pour agir.

Comment retrouver rapidement un physique satisfaisant

Il va falloir en moyenne trois à six mois pour récupérer votre silhouette d'avant votre grossesse. Pour gagner du temps et parce qu'une maman est avant tout une femme, vous trouverez dans ce chapitre les meilleurs conseils beauté.

Les séquelles esthétiques du ventre

C'est souvent la partie de votre corps que vous trouvez la plus éprouvée : votre ventre est encore volumineux parce que votre utérus n'a pas repris sa place et ses dimensions initiales. Votre peau peut être marquée de vergetures, d'une ligne brune médiane, vos muscles abdominaux manquent de tonicité.

L'involution utérine

Cette rétraction musculaire se fait progressivement en cinq à dix jours et elle est favorisée par des contractions du post-partum (« tranchées utérines »). La mise au sein agit positivement sur l'involution de l'utérus. Les lochies (pertes de sang) participent également à la diminution du volume utérin. Ces règles du post-partum sont abondantes durant trois à quatre jours puis elles deviennent intermittentes et se limitent le plus souvent à un écoulement séreux qui se tarit au bout d'une quinzaine de jours. Mais elles peuvent également durer quatre semaines, voire plus si votre utérus reste globuleux et à la hauteur de votre ombilic.

Le traitement

• Après le 5e jour, il peut exceptionnellement vous être prescrit des gouttes d'ocytocine synthétique pendant deux à trois jours (Methergin) pour activer l'involution utérine.

• En homéopathie
Caulophylum 5 CH en granules, 2 fois par jour.

L'atonie musculaire abdominale

Si vous aviez de bon abdominaux avant la grossesse, les choses vont rentrer dans l'ordre plus vite que vous ne pensez.
Six semaines après l'accouchement, profitez des dix séances de kinésithérapie remboursées par la Sécurité sociale pour entreprendre un travail musculaire et de restructuration cutanée avec l'aide d'un professionnel. Massages et drainage lymphatique permettent la résorption des œdèmes et améliorent la qualité cutanée.

CONSEILS

Imitez les femmes africaines qui serrent traditionnellement leur ventre d'une bande de tissu. Prenez un paréo, pliez-le en trois ou en quatre, drapez-le autour de votre ventre comme une mini-jupe par-dessus vos vêtements et attachez-le avec des épingles à nourrice. Gardez cette tenue deux à trois heures par jour une fois la première semaine des suites de couches écoulée.

Pour protéger les fibres musculaires de vos seins, portez un soutien-gorge adapté jour et nuit. Si vous allaitez, vous pratiquerez un sevrage progressif.

CONSEIL

Faites de la marche régulièrement – au moins 30 minutes par jour à un rythme rapide.

Les vergetures

Ce sont des lésions des fibres du tissu conjonctif de la peau apparues sous l'effet d'une augmentation de la sécrétion hormonale des glandes surrénales et aggravées par la distension cutanée. Les vergetures peuvent être localisées au niveau du ventre, des seins et des cuisses.

Si vous avez une ligne brune partant de l'ombilic vers le pubis (son origine étant également hormonale), cette marque disparaîtra en principe spontanément avant trois mois.

Les soins

Les soins locaux

• Faites régulièrement et plusieurs fois par jour des brumisations d'eau de La Roche-Posay.
• Massez-vous en effleurant votre peau avec de la crème Jonctum ou du gel à l'arnica ou du beurre de karité.

Tant que vous allaitez, n'utilisez pas de formules trop sophistiquées. Après le sevrage, essayez Percutafla, Phytolastil, *Cacaobutter formula*, Fibroskin…

En homéopathie
Calcarea fluorica 9 CH et *Graphites 9 CH*
5 granules de chaque, 2 fois par jour durant 20 jours par mois.

Au bout de quelques semaines de soins sans amélioration, consultez un dermatologue qui vous prescrira une crème à la vitamine A acide ou décidera d'un traitement au laser.

Pour vos jambes

Les troubles vasculaires de la grossesse sont dus à la compression du retour veineux par écrasement de la veine cave en raison du volume utérin. Les systèmes veineux et lymphatique des membres inférieurs s'en trouvent perturbés.

Si vous avez des varices importantes

Portez des collants de contention, évitez l'exposition au soleil et consultez un phlébologue.

Si vos membres inférieurs présentent des œdèmes

Aspergez vos jambes de jets d'eau fraîche et surélevez les pieds de votre lit. Faites-vous masser les pieds par un réflexothérapeute : en insistant sur les points réflexes de la circulation et du système lymphatique, il peut faire disparaître vos œdèmes. Les méridiens décrits par l'acupuncture relient tous les organes aux pieds. Ainsi, chaque organe peut être rééquilibré au point de vue énergétique en stimulant sur le pied la zone réflexe qui lui correspond.

En homéopathie :
Pour améliorer la circulation de vos jambes,
Hamamélis 5 CH, 5 granules 2 fois par jour.

Et votre visage ?

La fatigue, l'anémie, la chute hormonale

Votre peau retrouvera son éclat dès le retour de couches. En attendant, traitez-la en douceur avec des brumisations d'eau de La Roche-Posay, un soin hydratant et une crème photoprotectrice efficace contre les UVA (Hydraphase XL UV 12). Et mettez du blush pour vous redonner un peu de couleur, c'est bon pour le moral !

Le masque de grossesse

Il s'agit d'une réaction pigmentaire de la peau de visage due aux modifications hormonales qui s'estompera en principe spontanément à condition d'éviter toute exposition au soleil.

- Réhydratez votre peau et protégez-la au maximum des rayons du soleil.
- Faites un gommage de peau.
- Faites une cure Iklen sérum et Iklen crème, formule dermatologique à base d'une molécule qui inhibe la synthèse de mélamine.
- Faites une cure de vitamines C et E et de bétacarotène, une cure d'oligo-éléments, (zinc et sélénium).

Et vos cheveux ?

Dans la période post-natale, vos cheveux peuvent avoir tendance à tomber plus que d'habitude, surtout entre le 3e et le 6e mois après le sevrage.

Pour les préserver
- Lavez-les souvent avec des shampooings doux (ceux pour bébé).
- Évitez l'eau trop chaude et le séchage trop violent. De préférence, laissez-les sécher à l'air libre.
- Absorbez quotidiennement une cuillerée à soupe d'huile d'olive, de bourrache ou de germe de blé ainsi que de la gelée royale.
- Faites une cure de levure de bière riche en vitamines B1, B2, B9 et PP, ou encore une cure de Bépanthène et Biotine (vitamine B5 et vitamine H, 3 comprimés par jour de chaque pendant deux mois).

En homéopathie :
Thallium Sulfuricum 9 CH, 5 granules par jour.
Sépia 9 CH, 5 granules par jour en une seule prise.

Devenir parents et rester un couple uni

Si aujourd'hui le père a trouvé sa place en salle de naissance, par la suite, c'est toujours la mère qui occupe le rôle primordial dans le dialogue avec le bébé et c'est à elle de déterminer le rôle du père.

RÉFLEXION

Chaque couple doit faire son cheminement durant cette période transitoire pour relancer sa dynamique affective. Pour y parvenir, il n'existe pas un bon plan applicable par tous, mais seulement quelques pistes de réflexion.

La transformation du couple

Aujourd'hui, dans une grande majorité des cas, le père assiste à la naissance. Par sa présence, son accompagnement, ses gestes auprès du nouveau-né, il se sent utile et il ressent lui aussi l'intensité affective de la rencontre. L'enfant n'est plus seulement accueilli pas sa mère, mais par le couple mère-père, plus rassurant pour son avenir.

Or, de retour à la maison, plus rien n'est comme «avant» et cette période d'adaptation peut fragiliser le couple, d'autant plus s'il s'agit de la naissance d'un premier enfant. Certes, le bébé crée la famille, mais, dans un premier temps, il démantèle le couple... Car vivre au rythme du bébé n'est pas un long fleuve tranquille, et le temps des tétées, les changes, les pleurs de jour et de nuit, le manque de sommeil, la fatigue, la frustration ou le stress peuvent entraîner des tensions déstabilisantes.

Vous, papa

Ne vous laissez pas aller à la jalousie : dans les premiers temps, le lien qui lie mère et bébé est viscéral pour la mère et vital pour le bébé. Même si vous le trouvez un peu excessif, n'en soyez en aucun cas frustré. Soyez plutôt fier de votre femme, valorisez-la dans ses capacités de mère et donnez-lui confiance en elle.

Ne vous imaginez pas mis à l'écart, partagez les tâches (levez-vous la nuit notamment) et vous infiltrerez plus facilement le cercle fusionnel. Après les premiers mois, votre enfant aura autant besoin de vous que de sa mère.

Acceptez le bouleversement domestique ainsi que les changements dans votre vie, indissociables de l'arrivée d'un enfant.

Ne vous alarmez pas du manque d'intérêt que montre votre compagne à reprendre les relations sexuelles, c'est hormonal et passager (rien à voir avec les sentiments qu'elle vous porte).

Ne vous laissez pas angoisser par vos nouvelles responsabilités. Prenez de l'homéopathie antistress et faites une cure de fortifiants.

La séparation symbolique

Après les premiers mois fusionnels entre la mère et le bébé, le rôle du père est indispensable pour permettre ce que les psys nomment la «séparation symbolique». Le bébé ayant tout un cheminement à parcourir pour se différencier de sa mère, son père est là pour l'encourager dans cette voie et lui offrir d'autres possibilités de communication que celles établies par sa mère. Rassuré, l'enfant pourra ainsi beaucoup plus facilement acquérir son autonomie.
La triade mère-enfant-père (ou tierce personne) est donc nécessaire pour la construction psychique de l'enfant (*voir encadré ci-contre*).

CONSEIL

En cas de famille monoparentale, une tierce personne (grand-père, oncle, ami, amie, nourrice...) peut tenir le «rôle séparateur» pour permettre à l'enfant de vivre des situations plus équilibrantes que la relation exclusive avec sa mère.

L'homéopathie pour le père

Si vous «ruminez» vos problèmes :
Natrum Muriaticum 9 CH, 3 granules 3 fois par jour.

Si vous avez l'impression d'être mis à l'écart :
Pulsatilla 9 CH, 3 granules 3 fois par jour.

Si vous êtes contrarié et d'humeur instable :
Ignatia 15 CH, 3 granules 3 fois par jour.

Si vous ressentez de la jalousie :
Hyoscyamus 30 CH, 1 dose par semaine.

Si vous appréhendez de ne pas dormir :
Gelsemium 9 CH, 5 granules au coucher.

Pensez aussi aux oligo-éléments antistress :
manganèse-cobalt et lithium, 1 ampoule par jour de chaque.

Vous, maman

Ne vous enfermez pas dans une relation trop exclusive avec votre bébé, vous le regretteriez. C'est à vous de déterminer la place du père.

Prenez l'avis de votre compagnon pour décider d'allaiter. Une relation parentale unie par l'amour est encore plus précieuse pour l'avenir d'un enfant que le lait maternel. Si vous allaitez, tirez de temps en temps votre lait pour que votre conjoint puisse lui aussi nourrir son enfant.

Comprenez la difficulté de devenir père, les sentiments et les doutes ressentis par votre compagnon, ne le laissez pas croire qu'il compte moins pour vous parce que vous êtes comblée par votre rôle de mère.

Ne vous laissez pas aller : redevenez rapidement en forme et soignez votre apparence physique.

L'un et l'autre

Même si c'est un lieu commun d'énoncer que les bases de l'équilibre humain reposent sur l'assurance d'être aimé et que tous les maux naissent de cette incertitude, c'est encore plus vrai dans la période qui suit la naissance d'un enfant où chacun des protagonistes a besoin d'être rassuré. Le bébé apprend son existence dans les yeux de sa mère pendant que le père cherche son rôle dans le regard de sa partenaire et que la mère, encore fragilisée, demande à être confortée dans ses capacités, partagée entre l'envie de tout donner et le besoin de tout recevoir. Dans cette période, les ressentis affectifs sont exacerbés. Et si ce n'est pas une période toujours très facile, ce doit être un passage plein d'enseignements qui fera mûrir le couple. Quelle belle aventure que celle de prendre la responsabilité de transmettre la vie ! Un petit humain béni des fées doit arriver au monde en bonne santé et entouré de parents unis et qui le resteront. Si la première condition n'incombe que rarement aux parents, la seconde ne dépend que d'eux.

À notre époque où le divorce s'est banalisé, fonder d'une famille solide est devenu un exploit. Pour que chacun trouve sa place sans subir de déstabilisation trop profonde, un minimum d'efforts, de réflexion, de compréhension et de tolérance sont nécessaires.

Soyez plus indulgent l'un envers l'autre et, surtout, ne vous enfermez pas dans un mutisme sans issue. Énoncez à l'autre vos problèmes, vos ressentis, vos attentes, et trouvez ensemble des solutions pour diminuer vos divergences.

Donnez-vous du temps pour installer votre couple sur de nouvelles bases qui le rendront plus fort.

La sexualité post-natale

Avant de reprendre une activité sexuelle, il est vivement conseillé d'attendre que les pertes de sang soient taries, que le col de l'utérus soit refermé et que les éventuelles sutures d'épisiotomie ou de césarienne soient parfaitement cicatrisées et indolores.

La reprise des relations sexuelles peut avoir lieu en général trois semaines après un accouchement physiologique sans épisiotomie et il vaut mieux attendre six semaines en cas d'épisiotomie ou de césarienne. Cela dit, la condition *sine qua non* pour reprendre des contacts intimes est bien sûr d'en avoir le désir.
Pour pallier la sécheresse vaginale du post-partum, prévoyez un gel lubrifiant (Taïdo). Avant chaque rapport, posez une noisette de gel à l'entrée du vagin et sur le préservatif (cela ne modifie pas les qualités du latex).

La sécheresse vaginale perdure en général jusqu'au retour de couches et tout le temps de l'allaitement.
La pénétration est déconseillée tant que la sphère génitale est encore trop sensible : devenez plus créatifs, explorez de nouvelles manières d'exprimer votre sensualité et votre amour. Des massages voluptueux et des caresses peuvent momentanément remplacer les ébats sportifs. Vous constaterez que ce changement peut être enrichissant et bénéfique pour le couple, en affinant la connaissance de l'autre et la manière de le satisfaire, voire en rompant une certaine routine.

ATTENTION !

Pour la lubrification, n'utilisez pas de vaseline qui rendrait le préservatif poreux et inefficace.

RÈGLES

La date des premières règles après l'accouchement (ou retour de couches) est très variable : de quatre à six semaines sans allaitement, parfois de six à huit semaines en cas d'allaitement mixte, et de quelques jours à quelques semaines après le sevrage d'un allaitement exclusif au sein. La pilule microprogestative peut retarder le retour de couches ou provoquer des saignements intermittents.

Question d'hygiène

• **La flore vaginale** est constituée de micro-organismes (de type lactobacilles) qui forment un écosystème anti-infectieux. Les lactobacilles modifient le pH vaginal en métabolisant le glycogène en acide lactique et le rendent acide (à 4,5). Cette acidité du milieu vaginal a pour but d'encourager les spermatozoïdes à se réfugier dans le col utérin où la glaire cervicale les attire.
Afin de conserver la stabilité de la muqueuse vaginale, il ne faut pas utiliser d'antiseptiques (tels que Bétadine, Mercryl, Septivon...) qui risqueraient de détruire vos défenses naturelles, laissant le champ libre à des vaginoses ou à des candidoses.
Préférez pour votre toilette intime le savon de Marseille naturel sans parfum et sans colorant.
• En cas de perturbation de la flore vaginale, vous pouvez employer un détergent sans savon au pH très proche de celui de la peau (Hydralin, Saforelle).
• Ne pas laisser en place une **serviette périodique** plus de 3 heures ou un **tampon** plus de 4 heures.
• **Dans les toilettes des lieux publics**, ne pas s'asseoir sur le tour de siège.
• **Se laver les mains** avant et après chaque passage aux toilettes.
• **Pour éviter cystites ou infections vaginales à répétition**, il est recommandé aux deux partenaires de se laver les mains et les parties génitales avant et après chaque rapport. Un rapport vaginal après un rapport anal pouvant être contaminant, une toilette intermédiaire s'impose donc.

En homéopathie :
En cas de cystites à répétition, prendre dès les premiers signes de la crise :
Sérum anticollibacillaire, 1 ampoule matin et soir,
Hepar sulfuris calcareum 9 CH, 3 granules 3 fois par jour,
Cantharis 9 CH, 3 granules 3 fois par jour.

L'ovulation post-natale

Vous n'allaitez pas : l'ovulation peut avoir lieu entre le 15e et le 20e jour après la naissance, et le retour de couches survient entre la 4e et la 6e semaine.

À SAVOIR

La méthode contraceptive dite « MAMA » (méthode de l'allaitement maternel et de l'aménorrhée) s'appuie sur une sécrétion maximale de prolactine, l'hormone de la lactation lors d'un allaitement exclusif de cinq à six tétées par vingt-quatre heures dont une la nuit. Mais, même dans ces conditions, l'effet contraceptif n'est pas reconnu optimal, et après les six semaines qui suivent la naissance la prise de la pilule microprogestative est vivement conseillée.

En cas d'allaitement au sein : même de manière exclusive, il est rare, mais pas impossible, qu'il se produise une ovulation impromptue. Avec l'allaitement mixte, le risque est plus élevé.

Dans les deux cas, il est donc pratiquement improbable de repérer avec certitude le moment où va se produire la première ovulation post-natale.

La reprise de la contraception

Elle doit avoir lieu **15 jours** après la naissance de votre enfant.

Vous donnez le sein

Dès le 15e jour, commencez à prendre une **micropilule**, ou **pilule micro-progestative sans œstrogènes**, compatible avec l'allaitement. Prenez-la sans interruption aussi longtemps que vous allaiterez, chaque jour, à la même heure.

En cas d'oubli, à moins de trois heures de décalage, l'effet contraceptif reste efficace. À plus de trois heures de décalage, prenez le comprimé au moment où vous constatez votre oubli, puis le suivant à l'heure habituelle. Il vous faut alors utiliser simultanément un autre moyen contraceptif (préservatif ou spermicide) pendant deux semaines.

À l'arrêt de l'allaitement, vous choisirez une autre pilule œstroprogestative ou un autre moyen de contraception.

Vous n'allaitez pas

À partir du 15e jour, pensez à la contraception.

La prise de température

Utilisée pour calculer le moment de l'ovulation, la prise de température est totalement imprécise lorsque l'on doit se lever la nuit pour les soins du bébé et avant le retour de couches.

Les contraceptifs locaux

Ils constituent une méthode ponctuelle particulièrement adaptée à la période des suites de couches.

- Le préservatif

Lorsqu'il est lubrifié, il permet de surmonter l'inconfort de la sécheresse vaginale du post-partum.

- Les spermicides

Sous forme de gel, de crème ou d'ovules, les spermicides agissent en

détruisant les spermatozoïdes dans le vagin. Ils sont efficaces à 95 % à condition de les employer avec certaines précautions :
– ne vous lavez pas avec du savon deux heures avant et deux heures après la pose ;
– le spermicide doit être mis en place dix minutes avant le rapport sexuel. Il a également un effet lubrifiant ;
– choisissez les plus pratiques d'emploi présentés dans une seringue-doseuse (Unidoses de Pharmatex) ;
– gel, ovules ou doses doivent être renouvelés à chaque rapport sexuel.

À VENIR

Dans un avenir proche, l'implant posé pour trois ans va peut-être détrôner la pilule. Il représente en effet la fin d'une obsession quotidienne et du stress engendré par un oubli. Il est également synonyme de diminution des règles.

L'implant

Il peut être mis en place dès le 15e jour qui suit l'accouchement. Son effet est de trois ans, mais il peut également être retiré à tout moment. Il s'agit d'un bâtonnet de 2 mm de diamètre, long de 4 cm, constitué d'un progestatif libéré en continu à très faibles doses pour bloquer l'ovulation. Après une anesthésie locale, il est inséré sous la peau, au niveau de la face interne du bras.

Il est parfois nécessaire, pour régulariser les éventuels saignements intermittents qu'il provoque, de lui associer un traitement oral.

MISE EN GARDE

Le patch et l'anneau vaginal peuvent être utilisés quinze jours après un accouchement. Cependant, en cas d'allaitement, ils ne sont pas conseillés, même si leur dosage en œstrogènes est très faible.

Le patch

Ce petit carré adhésif à poser partout sauf sur les seins, une fois par semaine pendant trois semaines suivies de sept jours d'arrêt, risque également d'avoir du succès, pour les même raisons que l'implant.

L'anneau vaginal

Il se pose comme un tampon périodique, et doit rester en place durant 21 jours et être retiré la semaine suivante.

Le stérilet

Comme l'implant, il permet de ne plus penser à sa contraception. Vous pouvez également envisager la pose d'un stérilet après une naissance, mais pas avant le 3e mois après un accouchement physiologique et le 6e mois après une césarienne. Ces délais peuvent être variables, car, en pratique, d'autres conditions entrent en jeu pour prendre cette décision.
Placé dans l'utérus, le stérilet a un effet antinidation, mais il peut également avoir une action contraceptive surajoutée s'il est composé de cuivre ou s'il diffuse un progestatif. Selon les modèles, un stérilet peut être laissé en place de 4 à 5 ans.

Une heure avant la pose, prenez deux comprimés de Spasfon et une dose de *Gelsémium 9 CH*.

LE HIT PARADE DES CONTRACEPTIFS

La pilule
60 % d'utilisatrices entre 20 et 45 ans (toujours en tête)

Le stérilet
23 % d'utilisatrices entre 20 et 45 ans

Le préservatif
11 % d'utilisatrices entre 20 et 45 ans

L'implant
3 % d'utilisatrices entre 20 et 45 ans

La contraception d'urgence

Le Norlévo, ou pilule du lendemain, ne contient pas d'œstrogènes. Il peut être utilisé même si vous allaitez, mais seulement en cas de réelle urgence : 2 comprimés en une seule prise, le plus tôt possible après le rapport sexuel non protégé (et au plus tard dans les 72 heures).
Le Norlévo est en vente libre en pharmacie.

Le dernier recours : la pilule abortive (RU – 486)

Elle est désormais prescrite par les gynécologues ou les médecins généralistes, à condition de ne pas dépasser 5 semaines de grossesse (ce qui correspond à 7 semaines de retard de règles). L'IVG sans hospitalisation est encadrée par un arrêté d'application du 28 juillet 2004 qui prévoit cinq consultations au prix d'un forfait de 191,74 euros remboursés à 70 % par la Sécurité sociale.

Annexes

La réforme du nom de famille

Le 1er janvier 2005 a eu lieu la mise en vigueur du décret du 29 octobre 2004 qui régit la réforme du nom de famille.

Cette réforme en détail

1er exemple : les enfants légitimes (parents mariés)
le choix possible :
– le nom du père ou celui de la mère
– les deux noms accolés dans l'ordre souhaité, séparés par un double trait
Martin--Dupont *ou* Dupont--Martin

Les conditions :
– faire une déclaration conjointe de choix de nom ;
– la produire à la déclaration de naissance.

• Le nom dévolu au premier enfant vaut pour les autres enfants à venir pour le même couple.
• À défaut d'un choix exprimé ou des conditions requises, l'administration donne à l'enfant le nom du père.

2e exemple : les enfants nés de parents non mariés reconnus avant leur naissance.
• les possibilités de choix sont les mêmes que celles énoncées ci-dessus ;
• les conditions et les conséquences sont également similaires à l'exception du défaut de choix exprimé. Dans ce cas, l'administration accorde à l'enfant le nom de son père ou de sa mère suivant celui qui l'a reconnu en premier. S'il est reconnu en même temps par l'un et l'autre, l'enfant prend le nom du père.

3e exemple : les enfants nés de parents non mariés reconnus après leur naissance
En cas de reconnaissance faite en même temps :
• mêmes possibilités de choix et mêmes conditions et conséquences que les enfants légitimes. Reportez-vous au 1er exemple.

4e exemple : les enfants nés de parents non mariés reconnus après leur naissance par leur père ou leur mère, mais pas au même moment, ou lorsqu'une des deux reconnaissances a eu lieu avant la naissance et l'autre après.

Il n'y a pas de choix possible
L'administration retient le nom de celui des parents qui a reconnu l'enfant le premier.

Cependant, il reste une démarche possible : la déclaration conjointe de changement de nom qui requiert la comparution du père et de la mère devant l'officier de l'état civil du lieu où demeure l'enfant.

Il s'agit d'un acte d'état civil porté en marge des actes de l'état civil de l'enfant.

Cette déclaration permet de choisir soit le nom du père, soit celui de la mère, soit d'accoler les noms séparés par un double trait.

Sans demande effectuée par les parents, l'enfant prend le nom de celui de ses parents qui l'a reconnu en premier. En cas de reconnaissance en même temps, l'enfant prend le nom du père.

5e exemple : les enfants nés entre le 2 septembre 1990 et le 31 décembre 2004 inclus et dont l'aîné n'est pas né avant le 2 septembre 1990.
Une mesure transitoire et limitée dans le temps.

Une seule combinaison est possible : l'adjonction en seconde position du nom qui n'a pas été transmis.

Les conditions :
– L'établissement d'une déclaration conjointe d'adjonction de nom sous réserve que les parents n'aient pas d'enfants communs nés au-delà du 2 septembre 1990.
– Un nom identique est attribué aux enfants communs.
– Mais cette démarche a été limitée à la période du 1er janvier 2005 au 30 juin 2006, et doit être effectuée à la mairie du lieu où est domicilié l'aîné des enfants communs. Le consentement du mineur de plus de 13 ans est nécessaire.

La déclaration conjointe de choix de nom

Il s'agit d'une déclaration faite par écrit.
Elle comporte les prénoms, nom, date et lieu de naissance des parents, leur domicile, l'indication du nom de famille choisi pour l'enfant, ses prénoms, date et lieu de naissance, si l'enfant est déjà né. Elle doit être datée et signée par les deux parents.
Par cette déclaration, les parents attestent sur l'honneur que le choix du nom concerne leur premier enfant commun.

La déclaration conjointe de changement de nom

Cette demande requiert la comparution personnelle des deux parents devant l'officier de l'état civil du lieu où demeure l'enfant.
Cet acte d'état civil est porté en marge des actes de l'état civil des enfants. Le consentement du mineur de plus de 13 ans est nécessaire.

Calendrier vaccinal

1 mois	BCG obligatoire pour entrer en crèche
2 mois 1re injection	- DTP (Diphtérie Tétanos Poliomyélite) vaccination obligatoire ou - DTCPH (Diphtérie Tétanos Coqueluche Poliomyélite Haemophilus) vaccination facultative et aussi - Anti-méningite à méningocoque C - Infections à pneumocoque - Hépatite B (en cas de DTP)
3 mois 2e injection des vaccinations pratiquées à 2 mois	

4 mois 3e injection	- DTP - DTCPH - Anti-méningite à méningocoque C - Infection à pneumocoque
12-15 mois 1re injection	- Hépatite B 3e injection - ROR (Rougeole Oreillons Rubéole) - Infections à pneumocoque 1re injection pour les enfants pas encore vaccinés
16-18 mois 1er rappel	- DTP - DTCPH
Et plus tard **3-6 ans**	- ROR 2e injection
Avant 6 ans	- BCG obligatoire si la vaccination n'a pas eu lieu à 1 mois
Après 6 ans	- DTP 2e rappel

Index

Bibliographie

Le Guide de l'allaitement et du sevrage,
Pascale Walter
La Découverte, 2004

L'Attachement des liens pour grandir plus libre,
Hubert Montagner, Yves Stevens
L'Harmattan, 2003

Le bébé qui change votre vie, T1 et 2,
Élisabeth Darchis
Fleurus, 2002

Bébé dis-moi qui tu es,
Philippe Grandsenne
Marabout, 2002

Les Compétences du nouveau-né,
Marie Thirion
Albin Michel, 2002

Jumeaux mode d'emploi,
Patricia Maxwell Malmstrom, Janet Poland
Marabout, 2004

Guide de la grossesse naturelle,
Sophie Pensa
Ambre, 2003

Après l'accouchement,
Sylvia Gaussen
J'ai lu, 2005

Bébé est là, vive maman, les suites de couches,
Collectif
Robert Jauze, 2005

Précis de puériculture,
Sylviane Deymié
Filipacchi, 2002

Shantala,
Frédérick Leboyer
Le Seuil, 2003

Le massage des bébés selon la tradition ayurvédique,
Karin Vyas, Danielle Belforti et Sandrine Testas-Lemasson
Marabout, 2005

Je masse mon bébé,
Peter Walker
Solar, 2003

Massages pour bébé,
Christina Voormann et Govin Dandekar
Vigot, 2002

Élever son bébé le plus naturellement possible,
Janet Balaskas
Le courrier du livre, 2003

Homéo bébé,
Thierry Joly
Hachette Pratique, 2004

Le Guide familial de l'homéopathie,
Alain Horvilleur
Hachette Pratique, 2005

Homéopathie guide pratique,
Albert-Claude Quemoun
Leduc, 2005

Corps de mère, corps de femme,
Roland Leclerc
Le Cherche-midi, 2004

Toutes les adresses de la femme enceinte,
Valérie Lamour
Marabout, 2004

Être enceinte et travailler,
Christilla Pellé-Douël, Pierre-Eugène Lhuillier
Marabout, 2003

Le Bébé,
Marie Darieussecq
P.O.L., 2004

Adresses

Quelques pistes pour trouver un mode de garde

- Informations :
Caisse d'allocations familiales
Site : www.caf.fr
Tél. : 08 21 010 010 ou
01 45 71 28 11

- Crèches municipales :
vous adresser à votre mairie ou appeler le 08 20 00 75 75.

- Crèches parentales
ACEPP
15, rue du Charolais, 75012 Paris
Tél. : 01 44 73 85 20
Site : www.acepp.asso.fr

- Assistantes maternelles
• Union fédérative nationale des familles d'accueil et assistantes maternelles
Site : www.uf_am.com
Tél. : 05 62 70 09 96

• Amicale nationale des familles d'accueil et assistantes maternelles
Tél. : 05 49 88 23 06

- Gardes à domicile :
• UNASSAD Union nationale des associations et services à domicile
Tel : 01 49 23 82 52

• FEPEM Fédération nationale des particuliers employeurs
Site : www.fepem.fr
Tél. : 08 25 07 64 64 ou
01 42 60 46 77

• Et aussi URSSAF
Site : www.urssaf.fr
Tél. : 01 40 77 45 45

- La garde partagée :
Paris Services Familles
Pour trouver un contact avec une autre famille (Paris et province)
Tél. : 08 10 13 32 32 ou
01 56 53 59 60

- Jeune fille au pair :
• Alliance française
101, bd Raspail, 75006 Paris
Tél. : 01 42 84 90 00

• Église danoise
17, rue Lord-Byron, 75008 Paris
Tél. : 01 45 63 82 31

• Cathédrale américaine
23, av. Georges-V, 75008 Paris
Tél. : 01 53 23 84 00

- Agences spécialisées dans le retour de maternité :
• Nursing le relais des mamans
3, rue Cino-del-Duca,
75017 Paris
Tél. : 01 40 55 03 03

• Fédération nationale des associations pour l'aide aux mères et aux familles à domicile
80, rue de la Roquette,
75011 Paris
Tél. : 01 49 23 75 50

• Paris Services Familles
6, rue Bardinet, 75014 Paris

• Et pour toute la France :
Yoopala
Site : www.yoopala.com
E-mail : contact@yoopala.com
Tél. : 08 00 11 24 33 (n° vert)

Les numéros d'urgences

SAMU : 15

Pompiers : 18

Pour Paris :
Gardes pédiatriques :
01 43 33 20 99

SOS Médecins : 01 43 37 77 77

En cas de bronchiolite :
Urgences Kiné : 08 20 82 06 03

Et www.reseau-bronchio.org

Hôpitaux :
Necker
Tél. : 01 44 49 42 90

Robert-Debré
Tél. :
01 40 03 22 73

Pour la province : appeler la gendarmerie ou les pompiers

Vos notes personnelles

Votre CAF Tél. :

____

____

____

Votre caisse de Sécurité sociale Tél. :

____

____

____

Votre PMI Tél. :

____

____

____

Votre sage-femme Tél. :

____

Votre pédiatre Tél. :

____

____

____

Le réseau traitement de la bronchiolite de votre quartier Tél. :

____

Les urgences pédiatriques hospitalières de votre secteur Tél. :

____

Le portable de votre nourrice :

____

____

____

Votre halte-garderie Tél. :

____

____

Votre crèche Tél. :

____

____

____

L'école de puériculture ou d'infirmiers la plus proche de chez vous Tél. :
(pour y recruter des baby-sitters qualifié(e)s

____

____

____

Achevé d'imprimé en Italie par Rotolito Lombarda
Dépot légal : 66673 – janvier 2006
Nuart : 40 3982 2/01
ISBN : 2501-042-78-6